北医三院
脊柱肿瘤病例讨论集萃

主　编　刘忠军　刘晓光　姜　亮

主　审　党耕町

编　委　（按姓氏笔画排序）

王昌明　王俊杰　韦　峰　吕　扬

刘　彦　江　萍　克晓燕　李　彦

李欣欣　杨邵敏　吴奉梁　张　波

张卫方　张立华　周　华　孟　娜

柳　晨　赵红梅　祝　斌　钟沃权

侯小飞　袁慧书　党　礌　梁　莉

韩嵩博

北京大学医学出版社

BEIYI SANYUAN JIZHU ZHONGLIU BINGLI TAOLUN JICUI

图书在版编目（CIP）数据

北医三院脊柱肿瘤病例讨论集萃 / 刘忠军，刘晓光，姜亮
主编.—北京：北京大学医学出版社，2016.2
　　ISBN 978-7-5659-1334-1

　　Ⅰ.①北… Ⅱ.①刘… ②刘… ③姜… Ⅲ.①脊柱—肿瘤—
诊疗—病案—汇编 Ⅳ.①R739.42

　　中国版本图书馆CIP数据核字（2016）第033066号

北医三院脊柱肿瘤病例讨论集萃

主　　编：刘忠军　刘晓光　姜　亮
出版发行：北京大学医学出版社
地　　址：（100191）北京市海淀区学院路38号　北京大学医学部院内
电　　话：发行部 010-82802230；图书邮购 010-82802495
网　　址：http://www.pumpress.com.cn
E-mail：booksale@bjmu.edu.cn
印　　刷：北京圣彩虹制版印刷技术有限公司
经　　销：新华书店
责任编辑：冯智勇　　责任校对：金彤文　　责任印制：李　啸
开　　本：787mm×1092mm　1/16　　印张：14　　字数：290千字
版　　次：2016年2月第1版　2016年2月第1次印刷
书　　号：ISBN 978-7-5659-1334-1
定　　价：89.00元

本书由
北京大学医学科学出版基金
资助出版

前 言

——脊柱肿瘤多学科诊断治疗

脊柱肿瘤诊断困难、治疗棘手。除少数良性肿瘤外，多数病例需要多学科协同诊疗。在北医三院骨科已经形成了这样的诊疗团队——脊柱肿瘤的疑难病例都要经过多学科专家会诊、讨论，决定诊疗方案。我们的目标是使用尽可能简单、安全的方法，最有效地处理肿瘤；力求患者在诊疗过程中，减少痛苦、简便过程，同时获得最佳的疗效。

以往遇到一个疑难病例，患者往往拿着影像学资料反复奔波在多个科室之间，既耽误了时间、辛苦了患者，同时，相关科室之间沟通起来比较麻烦，难以做到全面、准确、及时。两年多前，由骨科牵头，在多个学科带头人的共同努力下，我们开展了北京大学第三医院（北医三院）脊柱肿瘤疑难病例多学科会诊。会诊科室由最初的三个学科，扩大到现在所有涉及的诊断及治疗科室。定期参与会诊的科室包括病理科、放射科、核医学科、肿瘤放疗科、肿瘤化疗科、骨科等相关学科。如果涉及其他相关学科（如胸外科、普通外科），也请来共同商议。多学科会诊每个月 1 次，由骨科脊柱组与放射科轮流主办。

多学科会诊运行两年多来，取得了很好的效果。提高了脊柱肿瘤患者的诊疗质量、减少了临床科室配合失误，加速了临床周转，还提高了患者的满意率。同时也为各科室的青年医生之间的交流与合作提供了良好的平台。通过团队的努力，今后能更好地为患者提供服务。

本书如实记录了我们近期经典病例的诊疗过程，本书的编写获得了各个相关专业专家的大力支持。希望这对脊柱肿瘤相关专业的读者有所裨益，确立脊柱肿瘤的诊疗规范，最大限度地减少误诊、漏诊，减少诊疗不当给患者和家属带来的痛苦和损失。

我们脊柱肿瘤合作团队包括：

放射科：袁慧书、张立华、柳晨、韩嵩博（CT 引导下穿刺活检）

核医学科：张卫方、李欣欣、宋乐

病理科：张波、杨邵敏、王华

肿瘤内科：梁莉、曹宝山

肿瘤放疗科：王俊杰、孟娜、江萍、姜玉良

血液科：克晓燕、刘彦

介入血管科：李选、王昌明、栾景源

骨科：刘忠军、刘晓光、姜亮、韦峰、于淼、吴奉梁、周华、党礌、李彦、吴云霞、任趁梅

刘忠军

目　录

第一部分　病例讨论

病 例 1

男孩，1岁10个月，发现斜颈20余天，无外伤史，半夜间睡眠翻身时哭闹。无寒战、发热、呕吐，不伴四肢无力及二便失禁。

CT检查提示寰椎（C1）病变，考虑"嗜酸性肉芽肿？软骨肉瘤？脊柱结核？"（图1-1）。

入院查体：患儿斜颈，颈椎棘突及双侧椎旁肌无明显压痛；骶尾部见臀裂上方直径3mm窦道样结构，无粪便或液体流出。PPD试验，局部硬结直径5mm。

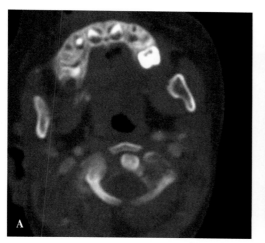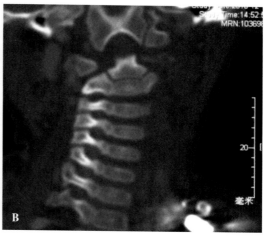

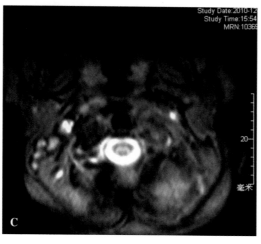

图1-1　A、B. CT横断面与矢状面检查提示C1左侧侧块骨质密度减低，可见边界不清的溶骨性骨破坏。C. MRI检查：C1左侧侧块形态欠佳，T2信号稍增高，齿突后方可见稍高信号影，压迫局部硬膜囊

结合患者的年龄及影像学表现考虑"朗格汉斯细胞组织细胞增生症"可能性大。建议活检，明确病理诊断。

放射科（柳晨）：行 CT 引导下穿刺活检。患儿全身麻醉后取右侧卧位，常规消毒铺巾。左耳前穿刺，用 15G 同轴穿刺针于左颈内静脉外侧进针，逐层穿刺入 C1 左侧侧块，破骨后进入病变内部。以 16G 穿刺活检枪取材 4 块，长度 3~5mm，10% 福尔马林溶液固定（图 1-2）。

第一次穿刺病理结果：（C1 侧块）少许送检物中可见稀疏分布的少量多核巨细胞、单核细胞及淋巴细胞，细胞分化成熟，请结合临床相关检测除外骨巨细胞瘤。

穿刺后（发病后 1.5 个月），患儿症状基本好转（局部疼痛消失，斜颈已大致恢复正常）。

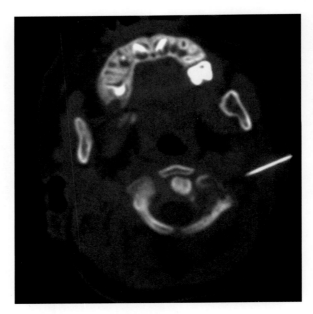

图 1-2 CT 引导下穿刺活检

第一阶段讨论重点

1. 如何诊断？
2. 如何治疗？

1. 从临床上看，患儿发现颈痛、斜颈后 1.5 个月，症状基本好转，病程上考虑良性过程，朗格汉斯细胞组织细胞增生症可能性大。可观察，无特殊治疗。

2. 病理上，病变含多核巨细胞，建议"临床除外骨巨细胞瘤"。但骨巨细胞瘤常见于 20~40 岁患者，少见于婴幼儿。病理组织学上的多核巨细胞可见于任何有骨破坏和骨吸收的情况，不一定是骨巨细胞瘤。影像学表现为溶骨性病变，未见典型的骨巨细胞瘤改变。

3. 一般情况下，脊柱病变的 CT 引导下活检可在门诊、局部麻醉下完成。患儿年幼，无法配合，选择住院、全身麻醉或者镇静下 CT 引导下活检。

4. 综合临床、影像、病理，三者不相符。骨科会诊意见：建议患儿至外院病理科会诊；如为骨巨细胞瘤，手术风险极大，建议放射治疗（放疗）；如为朗格汉斯细胞组织细胞增生症（Langerhans cell histocytosis, LCH），则可观察。目前需头颈胸支具保护，预防压缩骨折进展。

第一阶段诊疗过程

因症状缓解，患儿未做病理科会诊及其他特殊治疗，仅采取了"观察"。每 3 个月复查 CT，见病灶没有明显进展（图 1-3）。随访 12 个月，患儿未诉疼痛，颈部未再出现歪斜。

骨科门诊随访建议：继续观察。

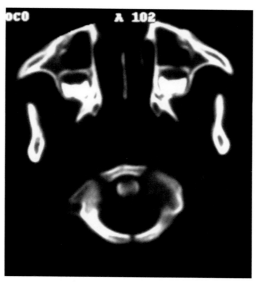

图 1-3 外院 CT：C1 左侧侧块溶骨性骨破坏范围较前缩小

第二阶段诊疗过程

首次发病后 21 个月，家长发现患儿头部肿物。CT 检查显示：颅骨多发病变（图 1-4）。

骨科：结合病史、临床及影像，诊断为 LCH，建议至外院小儿血液科行化疗。

外院小儿血液科：需要明确的病理结果，建议手术切开活检。

患儿家属拒绝手术活检，转回我院。经检查发现 T6 椎体病变。行穿刺检查。

胸椎（T6）穿刺病理：送检为破碎骨组织及透明软骨组织。骨髓腔内造血细胞稀疏，有少量嗜酸性粒细胞；常规形态及免疫组化染色均未见典型朗格汉斯细胞，不支持嗜酸性肉芽肿。免疫组化结果：CD1a（+/-），CD68（+/-），Langerin（-），S-100（+/-）。

因仍无明确病理结果，放射科检查发现右髂部病变，第三次行 CT 引导下穿刺活检（图 1-5）。

髂骨穿刺病理：送检物大多数为坏死组织，仅见数个散在细胞，免疫组化显示为 S-100（+），CD1a（+），Langerin（+），提示为 LCH（图 1-6）。

骨科诊断为 LCH。患者再到小儿血液科就诊，但小儿血液科依然认为：病理报告不够明确（无法确诊 LCH），仍不能实施化疗，仍建议手术活检。患者家属综合考虑后，仍不接受手术，最后于北京观察了 3 个月后即返回当地。患者随访 12 个月，未再有不适症状及颈部畸形，生长发育同同龄儿童。

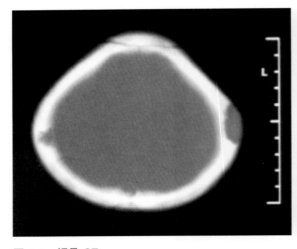

图 1-4　颅骨 CT

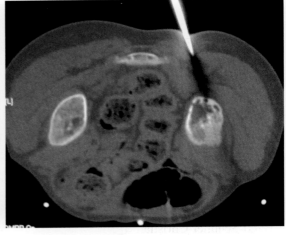

图 1-5　右侧股骨及髋臼散在多发不规则骨质破坏，局部骨皮质变薄、不连续，周围可见软组织增厚

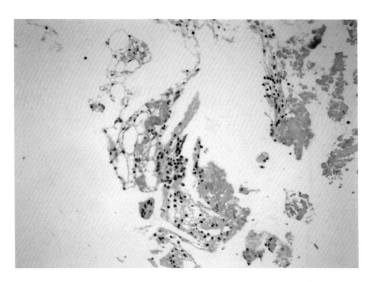

图 1-6 第三次病理：图中示少许破碎组织，之间散在极少量单个核肿瘤细胞，细胞呈圆形或椭圆形，核染色质细腻。并见个别多核巨细胞及少量嗜酸性粒细胞

第二阶段讨论重点

1. 临床诊断；
2. 治疗原则。

第二阶段讨论精要

1. 此例患儿仍旧面临着诊断问题。从骨科角度看，骨肿瘤的诊断需要三结合：临床、影像、病理。从骨科角度，考虑此患儿诊断为朗格汉斯细胞组织细胞增生症（多发），因为临床与影像支持 LCH，而病理结果不典型。从临床上，还需鉴别诊断炎症病变（临床与病理结果不支持结核病）。

2. LCH 是一种组织细胞的异常分化，组织学上以骨质破坏、朗格汉斯细胞增生及嗜酸性细胞浸润为特点。LCH 包括嗜酸性肉芽肿（Eosinophilic Granuloma, EG）、韩 - 雪 - 克病（Hand-Schüller-Christian Disease，伴有内分泌异常）和勒 - 雪病（Letterer-Siwe Disease，伴有内脏损害）。

3. 骨科医师熟悉 EG。EG 指仅发生于骨的 LCH，单发者最为常见，预后也最佳；多发少见。此患儿的初期是单发的颈椎 LCH，保守治疗（卧床 + 头颈胸支具保护）即可自愈。患儿 1 年多后，由单发 LCH 进展为多发的骨质破坏，逐步出现骨质破坏、再自愈。临床考虑是多发的 LCH。

4. 患儿没有确切的病理结果，与 LCH 的自然病程（病情变化、病变可以自愈）有关：病变急性期时（症状由轻微变为严重），病变中朗格汉斯细胞数量多，病理变化往往比较典型；病变进入亚急性期（症状由严重逐步变为轻微），病变中朗格汉斯细胞数量少，病理变化多为不典型（如第三次活检）；病变进入修复期时，完全见不到肿瘤细胞（如第一次、第二次活检），仅仅在影像上看到骨质破坏的逐步修复。

5. LCH 累及多处骨质或多个系统时，均需血液科或肿瘤内科进行化疗。方案多为甲氨蝶呤、泼尼松、长春碱等，据报道疗效较满意。

总　结

1. 此患者最终病理诊断为朗格汉斯细胞组织细胞增生症（LCH）。其诊断过程经历了近 2 年，体现了此病例的不典型性（C1 起病、自愈后复发）。

2. 小儿血液科因为病理诊断不确切，认为不能诊断，因而最终未行化疗。如按照骨肿瘤诊断的"三结合"原则，则可诊断多发 LCH。这一差异体现出不同科室的诊断原则有待沟通。

3. 多发 LCH（C1 侧块、颅骨、T6、右股骨及右髂骨），治疗上应选择化疗；但由于各种因素患者未行任何治疗（小儿血液科考虑病理结果还不够确定；患儿家属考虑风险或费用，不愿手术活检），治疗仅为观察和支具保护。

4. 目前随访患儿症状缓解，需密切影像学随访（MRI 无辐射，全身骨扫描相对辐射较小，这两者的组合是首选）。如果长期随访，不再复发，或许能为多发 LCH 自愈提供个案。此患儿的 LCH 还算温和，可自愈；当然也很有可能再次复发，甚至进一步恶化。

相关内容详见"延伸阅读"第二十一节

（整理：钟沃权　姜　亮）

病 例 2

（63 岁　颈痛伴上肢无力　C5 病理骨折）

男性，63 岁。右颈肩酸痛伴右上肢麻木无力 8 个月。8 个月前，患者无明显诱因出现右上肢麻木，从右肩背部沿上肢外侧放射到右腕部，伴右手手指乏力。6 个月前，患者于地区医院行颈椎 X 线片、MRI 和 CT 检查，提示 C5 椎体骨质破坏；考虑骨转移瘤可能性大（图2-1、图 2-2）。既往史无特殊，吸烟 30 年，平均 20 支 / 天，已戒烟 3 年。

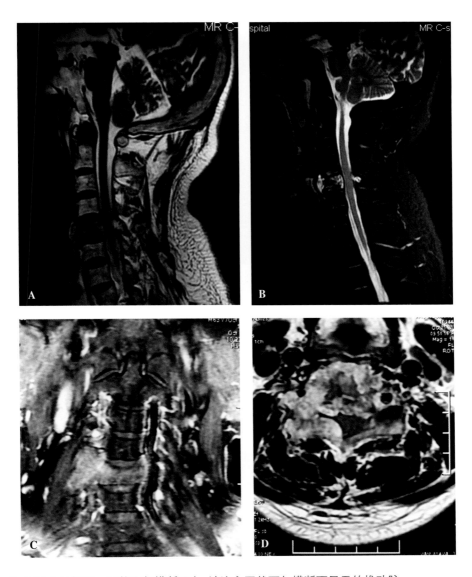

图 2-1　A~D. MRI（矢状面、冠状面与横断面），请注意冠状面与横断面显示的椎动脉

5 个月前，患者到省肿瘤医院行 PET-CT 检查，结果显示：C5 椎体不规则溶骨性破坏，右侧横突孔扩大，椎旁软组织肿块及椎管内肿块，FDG 代谢轻度增高，SUVmax 2.18，延迟后 FDG 代谢较前略增高，SUVmax 2.9。诊断：C5 椎体骨质破坏并 FDG 代谢轻度增高，请结合临床。

患者转来我院就诊。门诊体格检查：一般情况好，C5 棘突叩击痛，右肩外侧至腕部针刺觉减退，肌力、肌张力正常，病理征阴性。

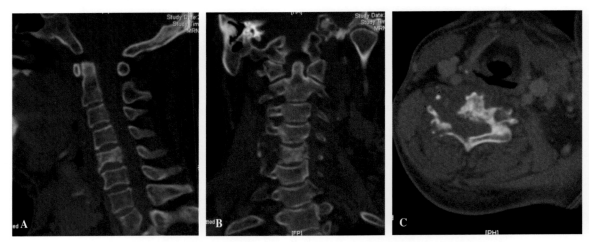

图 2-2 A~C. CT（矢状面、冠状面、横断面）显示：C5 骨质破坏伴反应性骨硬化，病理性骨折，椎间隙正常

第一阶段讨论重点

1. 如何诊断？
2. 还需要哪些检查？

第一阶段讨论精要

1. 老年患者，慢性病程。
2. 影像科（张立华）：C5 骨质破坏、反应性骨硬化，伴有病理骨折（终板骨折）；相邻的椎间隙正常，椎旁软组织肿块及椎管内肿块。首先诊断为肿瘤，可基本排除结核（椎体和附件均受累者少见）；老年患者，需鉴别骨髓瘤、脊索瘤、转移瘤。
3. 临床诊断不明确，建议 CT 引导下穿刺活检，明确病理诊断。

第一阶段诊疗过程

我院门诊行 CT 引导下穿刺活检。

放射科（柳晨）：患者左侧卧位，常规消毒铺巾，以 1% 利多卡因局部浸润麻醉。右侧椎旁穿刺，用 11G 骨活检针逐层穿刺入 C5 左侧椎间孔病变软组织区域，拔出针芯，导入 16G 穿刺活检枪取材 2 块，长度分别为 5mm、10mm。继续向腹侧穿刺进针，骨活检针抵达椎体后缘后，取材病变累及的椎骨组织 1 块，长度约 12mm，10% 福尔马林溶液固定（图 2-3）。

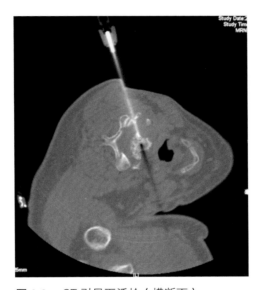

图 2-3 CT 引导下活检（横断面）

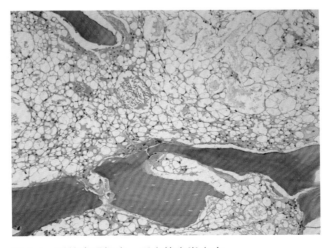

图 2-4 活检病理报告：形态符合脊索瘤

活检病理报告：形态符合脊索瘤（图 2-4）。免疫组化染色结果：CK 混（+），S-100（+），ki-67<1%，brachyury（+）。

第二阶段讨论重点

1. 诊断是否明确；
1. 治疗方式选择；
3. 治疗的顺序。

第二阶段讨论精要

1. 结合临床（慢性病程）、影像（溶骨性破坏伴反应性骨硬化、软组织肿块）与病理，三者相符，可以确诊 C5 脊索瘤。Enneking 分期：IB。

2. 脊柱单发脊索瘤，强调综合治疗。手术是主要的治疗措施，辅助治疗是放疗。手术彻底切除肿瘤，是治愈的保障。也有脊柱脊索瘤行单纯放疗的报道。

3. 治疗顺序：各地的情况不同，这与经济条件、仪器设备有关，也与医生的认识有关。①麻省总医院拥有质子放疗设备，将总的放疗剂量提升至 78Gy，术前放疗（50Gy）—手术（术中放疗 10~15Gy）—术后放疗（10~15Gy）。手术与放疗结合，可将骶骨脊索瘤的局部复发率降低至 0%。②国外多数医院选择先手术、再放疗，原因是放疗后手术伤口并发症增加。③北医三院骨科选择先放疗再手术，目的是最大程度地降低复发率。原因是：①术前肿瘤边界较清晰，术前放疗定位精确、疗效更佳；②术后再放疗，解剖标志改变，肿瘤边界不明确，导致放疗定位不清；③术后内固定导致射线散射，降低疗效；④术后放疗抑制骨融合。

讨论建议

1. C5 脊索瘤诊断基本明确，脊柱单发低度恶性肿瘤；
2. 首选手术治疗，手术前先行放疗。

第二阶段诊疗过程

患者先行放疗（95% PTV 44Gy/22f，2Gy/f；95% PGTV 60Gy/22f，2.7Gy/f）。放疗 1 个月后症状无明显改善，第 2 个月时出现症状加重：右上肢酸痛、放射痛，影响睡眠，伴右肩活动受限。

　　住院体格检查：C5 仍有叩痛，肌张力正常，右侧三角肌肌力Ⅳ级。复查影像学检查，MRI 显示肿瘤未见明显缩小。肿瘤局部侵袭范围：C5 椎体、左侧椎弓根、右侧椎弓根及椎板；C4 右侧关节突、椎体下缘可疑破坏；C5、6 右侧椎间孔可疑破坏。

第三阶段讨论重点

　　症状缓解不理想，需要手术治疗。

　　1. 需要明确切除的肿物边界；

　　2. 肿瘤紧邻或者包绕的椎动脉、硬膜囊、神经根，如何处理？

　　3. 手术入路的选择？

第三阶段讨论精要

　　1. 本例脊索瘤放疗不敏感，放疗后疾病仍在进展，可能原因是肿瘤侵入椎管、压迫脊髓，导致临近肿瘤脊髓部分的放疗剂量不够。

　　2. 肿瘤局部侵袭范围：C5 椎体、左侧椎弓根、右侧椎弓根及椎板，C4 右侧关节突、椎体下缘可疑破坏；C5/6 右侧椎间孔可疑受累，C6 椎体后上角的后纵韧带可疑受累。术后应分部位送病理检查，了解肿瘤侵袭范围及放疗效果。

　　3. 本例的手术策略：因为椎动脉、硬膜囊与神经根的存在，必须前后联合手术入路；而这些结构也是最易残留肿瘤处。①手术需切除的骨性结构包括：C5 全脊椎，C4 脊椎（椎体后下缘及右下关节突），C6 椎体上缘的后纵韧带。②椎动脉 CTA 情况：右侧椎动脉细窄，左侧较粗；右侧椎动脉被肿瘤包绕，左侧可疑累及。术中需分块切除椎动脉旁骨组织、肿块，尽可能保留椎动脉，尤其是左侧（较粗）。③术中术野局部化疗，术后辅以再次放疗。

　　4. 目前公认的脊索瘤手术方法仍是经间室外（或包膜外）的整块切除。脊索瘤的局部侵袭性以及毗邻的重要结构（硬膜囊、椎动脉、神经根），手术常难达到真正意义上的边缘性切除。我们认为脊柱脊索瘤应尽可能整块切除，如条件不允许则行肿瘤包膜外的经瘤分块切除。需要在手术风险与预防复发之间权衡利弊。目前放疗技术的进展，也为分块切除提供了技术支持。目前国内外的颈椎脊索瘤手术多为前后联合入路分块的全脊椎切除。

　　5. 意大利的 Boriani 认为脊索瘤经瘤囊内的姑息性切除，术后复发率极高，几乎达到了100%。日本的 Tomita 首先报道了颈椎脊索瘤的全脊椎整块切除（TES），是 C5 椎体的矢状切除；椎间孔处软组织可疑残留给予术后放疗，术后 13 年椎间孔处肿瘤复发。美国的 Gokaslan 报道了 5 例寰枢椎脊索瘤 TES（劈开下颌骨和 / 或结扎一侧椎动脉，复发率 40%）。英国的 Choi 报道刮除结合术后放疗治疗颅底脊索瘤。德国的 Harms 教授为彻底切除肿瘤，分次切除双侧受累段的椎动脉，同时行血管搭桥。

讨论建议

1. 该患者放疗疗效不佳。

2. 手术治疗：分期手术，先行后路暴露椎动脉、切除附件肿瘤、侧块固定，二期行前路手术肿瘤切除。

第三阶段治疗过程

全麻下行全脊椎切除术。先行后路手术（经瘤、包膜外；颈椎后路 C4 下关节突 ＋ C5 附件切除、椎动脉神经根游离、C3/4~6/7 椎弓根／侧块螺钉内固定、植骨融合术）。术中估计出血量 850ml，手术时间 240min，术后痰多，对症处理后好转；术后第 5 天拔除引流管。

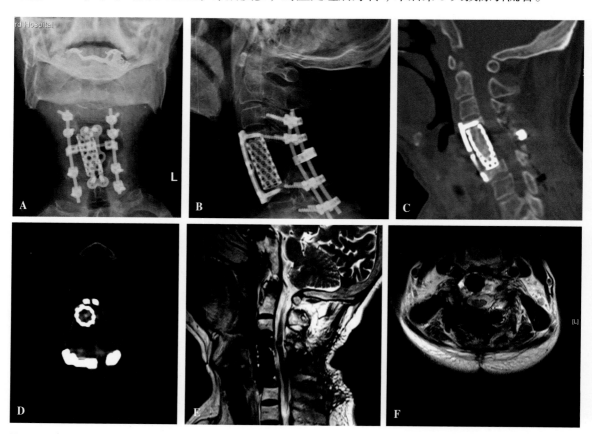

图 2-5　术后 12 个月复查影像学资料。A、B. 正侧位 X 线片；C、D. CT 片（矢状面与横断面）；E、F. MRI（矢状面与横断面）

后路术后第 2 周,行二期颈前路脊索瘤切除(C5 椎体及双侧横突、C4 椎体下缘及 C6 椎体上缘切除,双侧椎动脉及神经根游离,C4~6 椎体间钛网植入,C4~6 钛板螺钉内固定融合术)。术中估计出血量 300ml,手术时间 193min,无并发症;术后第 1 天拔除引流管,下地活动,术后第 4 天出院。

术后分部位送病理检查,发现受肿瘤侵犯的部位有:C5 左侧横突后壁及左侧关节突、C5 右侧关节突及右侧椎板、C5 椎管内软组织;C4 下关节突未见肿瘤。右椎动脉旁软组织为增生的纤维结缔组织、横纹肌组织及脂肪组织,未见脊索瘤浸润。

术后随访 1 年,未见局部复发(图 2-5)。

总　结

1. 颈椎肿瘤全脊椎切除术后的管理,尤其是呼吸道的管理,非常重要。如果患者术后咳痰乏力、痰多,须给予雾化吸入、翻身拍背,必要时须行气管切开。

2. 病理科:放疗后 2 个月手术。比较放疗前的穿刺病理和放疗后的手术病理,未见明显的核退变及细胞坏死等明确放疗有效表现。术后分部位送病理检查,发现肿瘤侵犯范围广。

3. 放疗科(孟娜):此脊索瘤对放疗疗效不佳。究其原因,是因肿瘤压迫脊髓,考虑脊髓的耐受性,靠近脊髓的局部放疗剂量可能达不到设计的剂量;也就是说椎体处的放疗剂量可达到 60Gy,近脊髓处可能要小一些。根据影像学评价放疗疗效时,一般在放疗后 1 年才能看到肿瘤的消退。组织病理上显示放疗疗效不佳,可能与上述因素有关。对脊索瘤这类放疗不敏感的低度恶性肿瘤,需提高放疗剂量、改进放疗技术;还可结合靶向药物,如伊马替尼。

4. 骨科:脊索瘤的治疗往往需要手术与放疗的密切配合。放疗达到 70Gy 时,才能有效治疗脊索瘤;根治性手术才能算彻底切除。对于颈椎脊索瘤,术后肿瘤复发多见于神经根、椎间孔、硬膜囊、椎动脉等处。如脊柱脊索瘤突破骨皮质,单纯放疗或者单纯手术都难以做到治愈。对于紧贴硬膜囊的脊索瘤,投鼠忌器,放疗剂量往往达不到足够强度,而手术则需切除硬膜囊;对于紧贴神经根的脊索瘤,彻底手术切除往往意味着切断神经根。两种治疗方法需密切配合:手术应仔细切除硬膜囊、神经根、椎动脉表面的肿瘤,再辅以放疗(术前、术中和术后)。

相关内容详见"延伸阅读"第十二节

(整理:周华　姜亮)

病 例 3

（42 岁　颈部不适　C7 病变）

男性，42 岁。颈部不适 10 个月，加重 3 个月。体格检查：四肢肌力、感觉正常，生理反射正常，病理征未引出；颈 7 棘突压痛明显，伴颈椎活动受限。影像学检查示 C7 病变（图 3-1）。

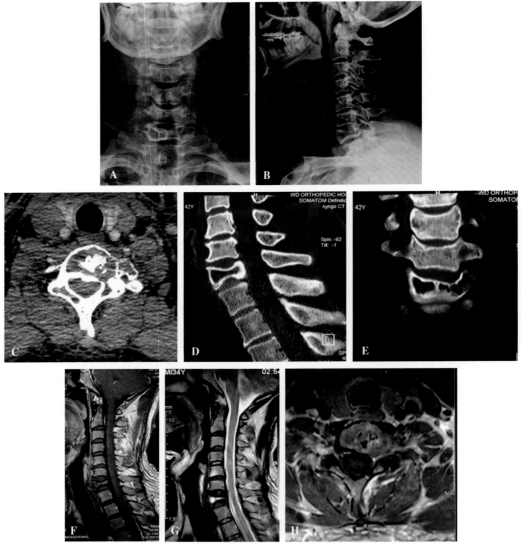

图 3-1　A、B. 正侧位 X 线片；C、D.CT 矢状位、冠状位及轴位片；E~G.MRI 的 T1/T2 矢状位加权像及 T1 轴位像

第一阶段讨论重点

如何诊断？

第一阶段讨论精要

---

1. 患者中年男性，颈部慢性疼痛，进行性加重。

2. 放射科（张立华）：X 线片显示 C7 椎体溶骨性破坏，椎体边缘硬化，边界尚清，合并病理性骨折。CT 显示患者椎体地图样、溶骨性破坏，椎体边缘明显硬化，椎体内有残存骨嵴，累及左侧横突。MRI T1 加权像为低信号，T2 加权像为高信号，信号较均匀。此例肿瘤 CT 表现具有良性肿瘤的特征，需与骨巨细胞瘤、浆细胞瘤等鉴别。

3. 骨科（姜亮）：首先考虑良性病变。还需要与侵袭性血管瘤鉴别，该病变通常表现为不典型的"栅栏征"或"蜂巢征"。目前影像学检查无法确诊，需要病理活检协助诊断。

第一阶段诊疗过程

放射科（柳晨）：我院门诊行 CT 引导下穿刺活检。患者取俯卧位，常规消毒铺巾，1% 利多卡因局部浸润麻醉。左侧椎旁穿刺，11G 骨活检针逐层穿刺入 C7 横突背侧，继续破骨抵达椎体内部，拔出针芯，以 18G 穿刺活检枪取材数粒，10% 福尔马林溶液固定。

活检穿刺标本肉眼所见：灰白色不成形组织两块，各小米粒大小；灰白色索条状组织一条，长约 0.1cm。

穿刺活检病理诊断（图 3-2）：纤维组织增生性病变，周围反应性成骨，不能除外纤维异常增殖等相关病变，请结合临床确诊。

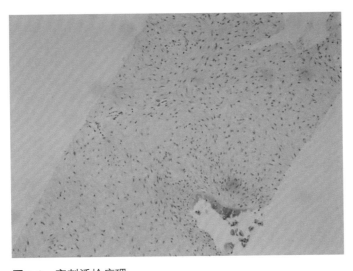

图 3-2 穿刺活检病理

第二阶段讨论重点

进一步的诊疗策略。

=================== 第二阶段讨论精要 ===================

1. 结合患者临床、影像、活检病理，临床考虑良性病变，诊断为纤维结构不良（fibrous dysplasia，FD）。按照 Enneking 分期是 S2（活跃性）。一般情况下，FD 是静止性病变。此患者成年后，病情仍在缓慢进展。

2. 病理科（杨邵敏）：纤维异常增殖症与相关疾病的鉴别。纤维结构不良又称为纤维异常增殖，是良性纤维增生性病变。组织学上，主要成分是增生的纤维组织，其中骨性成分多少不一、分布不均匀。若穿刺组织中仅见纤维性结构，而未见骨性成分，则病理不易确诊。梭形纤维性成分无异型性、分裂活性低；骨性成分不连续、表面无骨母细胞；上述两大特点是 FD 与其他类似病变鉴别的主要病理学依据。

3. 对于脊柱的 Enneking S1（静止性）病灶，美国麻省总医院建议观察即可；但实际上在观察过程中，病灶常缓慢扩大，也就是说，部分 FD 病灶是 Enneking S2（活跃性）。部分医师主张病灶刮除、植骨；手术相对简单，但存在植骨被残留的骨纤病灶侵蚀的问题。而还有部分医师主张彻底切除病灶，并行 360° 融合固定；这种术式切除彻底，但创伤大，技术难度大。

4. 骨科（吴奉梁）：FD 为良性病变，进展缓慢，罕有恶变。首选较为保守的手术。近年来，微创的理念和技术发展迅速，椎体成形术（PVP）在脊柱 FD 的应用中取得良好的临床效果。对于仅有疼痛或者病理性骨折风险的患者，可仅行 PVP；对于神经损害患者可行有限的减压、稳定，辅以 PVP。PVP 用于 FD 的优点如下：① FD 病变周围边缘硬化的特点，可防止骨水泥渗漏；② FD 的病灶中央空虚，注射骨水泥（PMMA）阻力较小，对操作技术的要求低、降低手术风险；③ PMMA 是理想的骨填充物，不仅可提供良好的机械性支撑、缓解疼痛症状，同时还能避免植骨再吸收；④ PVP 之前可先进行术中活组织标本的取材，可明确病变性质。

5. 一般来说，后凸矫形术（kyphoplasty，PKP）并不适用于 FD，因绝大多数的 FD 病灶边缘硬化，难以撑开、矫形；如强行撑开，反而会增大 PMMA 渗漏的风险。

第二阶段诊疗过程

局麻下再次 CT 引导下活检，之后给予 PVP（图 3-3）。术后患者症状缓解。再次病理结果仍考虑 FD。

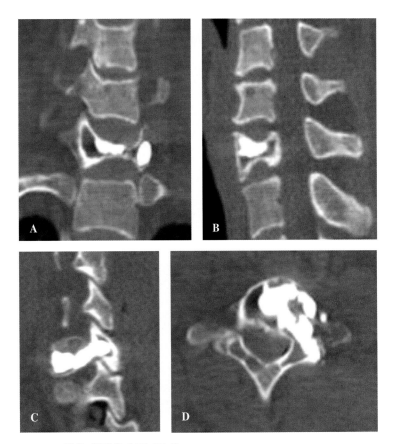

图 3-3 椎体成形术术后 CT 片

总　结

1. 完善检查、明确诊断是肿瘤治疗的前提。只有明确了疾病的 Enneking 分期，才能进行恰当的治疗，本例为 S2。

2. 纤维异常增殖症的诊断可通过 CT 引导下的穿刺活检明确，但临床实践发现，FD 的活检准确率低；对于影像学表现典型，考虑该病者，亦可选择切开活检取材。

3. FD 累及脊柱者罕见，无症状者可观察；出现明显疼痛影响生活者，可行 PVP；而出现神经功能障碍者，可行有限的减压，辅以 PVP。

4. 北医三院实践中发现注射唑来膦酸，FD 没有明显成骨；济南军区总医院于秀淳报道：FD 患者注射帕米膦酸盐，可有确切成骨。

5. 常见误区：①单纯依据影像学表现，直接进行外科治疗，术前无组织学检查，容易导致误诊、误治。②术前没有分析肿瘤侵犯范围及分期，不严格掌握切除的适应证。

相关内容详见"延伸阅读"第十九节

（整理：吴奉梁　姜 亮）

病 例 4

（11 岁 左颈肩痛 C6/7 病变）

女性，11 岁。15 个月前左颈肩痛（剧烈、阵痛、夜间加重），药物治疗无效。2 个月前外院就诊行影像学检查（图 4-1、图 4-2、图 4-3），发现颈部病变后转来我院。入院查体：无神经损害体征。

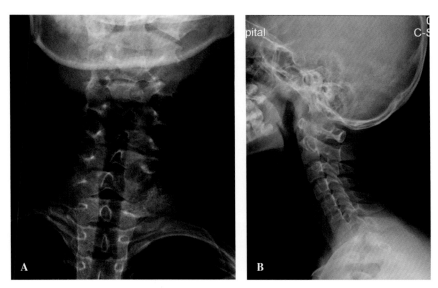

图 4-1 A、B. X 线正、侧位片，显示 C7 椎体及左侧骨质破坏、局部稍膨大、密度不均匀

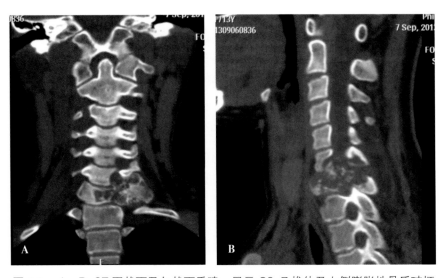

图 4-2 A、B. CT 冠状面及矢状面重建，显示 C6~7 椎体及左侧膨胀性骨质破坏

21

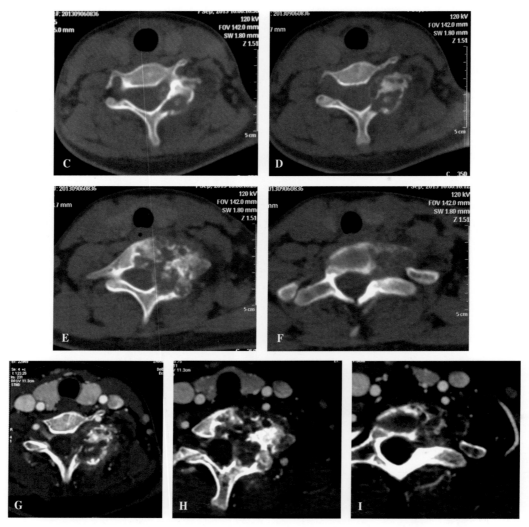

图 4-2 续 C~F. CT 横断面，C6 椎弓根水平、下关节突水平、C7 椎体水平、T1 椎体上缘水平，显示 C6 椎板与关节突、C7 左半椎体 + 侧块关节 + 左侧横突 + 椎板骨质破坏。G~I. CT 增强横断面（注意左侧椎动脉）

放射科（柳晨）：我院门诊行 CT 引导下穿刺活检。患者俯卧位。背侧入路穿刺，11G 骨活检针逐层穿刺入 C7 左侧病变区域取材 1 块，长度 10mm。

活检病理：骨小梁间梭形细胞增生及血管增生，散在少数慢性炎症细胞，局灶出血及含铁血黄素沉积，小块死骨形成。倾向于良性或低度恶性病变，可能为：①纤维组织细胞瘤，②血管瘤，③神经鞘瘤。

第一阶段讨论重点

如何诊断?

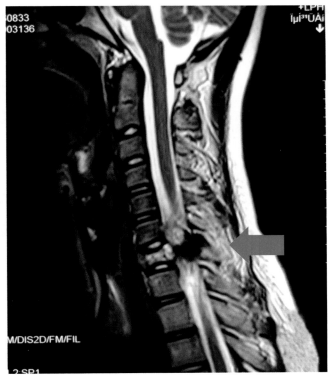

图 4-3 矢状面 MRI

第一阶段讨论精要

1. 放射科（张立华）：此例患者 C7 椎体 CT 表现符合血管源性肿瘤的特点，而左侧区病变又符合骨母细胞瘤特点（似见瘤巢，周围反应骨比较明显，MRI 显示周围反应性水肿比较明显），而大部分患者以一元论解释为主，比较难解释患者的影像学特点，综合其临床资料骨母细胞瘤更有可能，但椎体表现不好解释。

2. 患者临床及影像学表现比较符合骨母细胞瘤表现，但肿瘤穿刺活检未能得出明确结论。

3. 骨母细胞瘤是脊柱原发良性肿瘤中较常见的一种，常见于 20~40 岁的青年。主要表现为局部剧烈而持续的疼痛，以夜间为重，口服阿司匹林多有缓解。影像学检查病灶多见直径大于 1.5cm（小于 1.5cm 则为骨样骨瘤）。典型病例 CT 可见骨皮质膨胀性生长，病灶与周围软组织之间有一薄层骨壳。

4. 结合穿刺活检结果考虑良性病变或交界性肿瘤。手术力争彻底切除肿瘤，并取病理明确诊断。

第一阶段诊疗意见

诊断：侵袭性肿瘤（骨母细胞瘤可能性大）；C7 椎体及 C6~7 左侧附件占位性病变、C7 椎体压缩骨折。

治疗方案：C6/7 肿瘤切除术（经瘤、包膜外、分块、矢状切除）。分两期手术。先后路切除 C6/7 椎板及背侧肿块，明确病理诊断；再二期前路切除 C6/7 椎体及左侧肿块。

第一阶段诊疗过程

术中情况：先在肿瘤包膜外显露肿瘤，再分块切除肿瘤。术中见病椎周围软组织增生，纤维瘢痕状，血液供应丰富，出血较多；病椎椎板及横突内骨质破坏，少许软组织；病灶的大部分边界较清晰，有骨包壳（图 4-4、图 4-5）。临床考虑骨母细胞瘤可能性大。

后路术后石蜡标本病理诊断：①（C7 背侧瘤体）骨组织及骨周围结缔组织中可见较多厚壁血管增生，以动脉为主，血管内膜显著增厚，部分管腔闭塞，血管壁平滑肌分布不均；病变一侧可见明显增生的编织骨，骨小梁表面有骨母细胞被覆；病变内可见大量含铁血黄素沉积。②（椎管内软组织）送检为少量骨、致密结缔组织及血管脂肪组织。③（肿瘤边界）送检横纹肌及脂肪结缔组织中可见多量增生的厚壁血管。④（椎体内软组织肿瘤）陈旧性出血及肉芽组织增生，其中可见厚壁畸形血管。

综上，本病例有两种可能：①血管瘤继发周围骨组织反应性增生。②血管瘤合并骨母细胞瘤。建议结合临床综合判断。

从临床考虑：血管瘤儿童发病者罕见，术中所见考虑侵袭性肿瘤或低度恶性肿瘤，骨母细胞瘤可能性大。术后恢复好，2 周后行二期手术：C6/7 椎体及左侧肿瘤切除（经瘤、包膜外、分块）、钛网植入、C5~T1 钛板内固定术。

术后石蜡病理诊断：（第 7 颈椎）肿瘤切除标本：破碎骨组织，骨小梁间血管增生，部分血管分化成熟，部分血管内皮细胞较肥胖，呈上皮样血管内皮细胞瘤表现，间质中见显著新鲜及陈旧性出血，提示病变为具有中间性生物学行为的混合性血管内皮细胞瘤，继发周围骨组织显著反应性增生（图 4-6）。

放疗科（孟娜）：考虑为上皮样血管内皮细胞瘤。建议术后辅助放疗。文献报道放疗剂量应大于 55Gy，进一步预防复发；但儿童脊髓耐受剂量较低，治疗剂量可能导致脊髓损伤。

术后建议局部辅以放疗，因患儿家长犹豫，未做放疗。术后随访 12 个月，未见复发或转移（图 4-7），症状完全缓解。

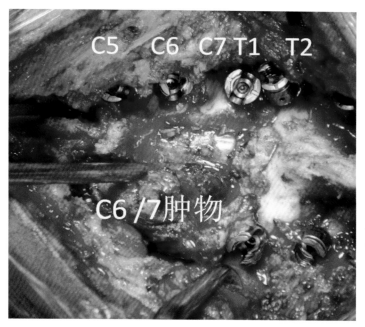

图 4-4 颈后路术中照片，显露 C6/7 附件及左侧肿物

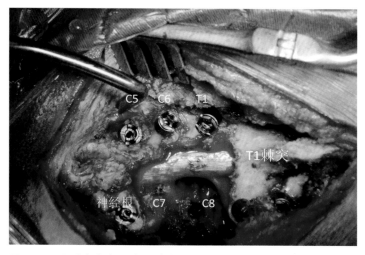

图 4-5 颈后路术中照片。肿瘤切除后，显露硬膜囊、神经根。颈椎后路 C6/7 椎板及背侧肿物切除，C7/8 神经根游离，C5/6 侧块螺钉 ~T1/2 椎弓根螺钉内固定、植骨融合术（保留右侧）

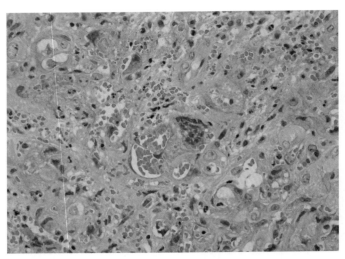

图 4-6 术后病理：增生的血管内皮细胞胞浆丰富，细胞异型性不明显，呈上皮样血管内皮细胞瘤表现

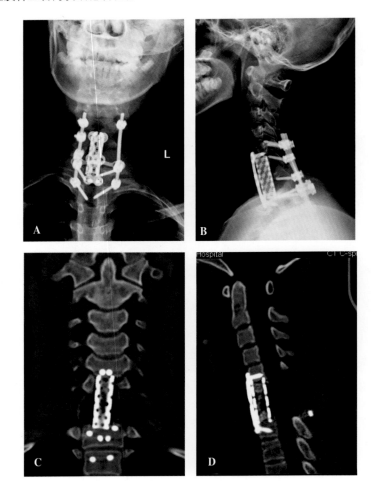

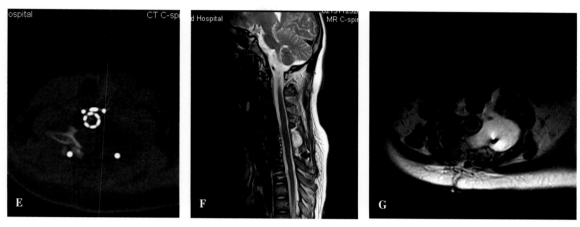

图 4-7 术后影像学检查。A、B. 正、侧位 X 线片；C、D、E. CT 矢状面与横断面；F、G.矢状面与横断面 MRI

总 结

1. 脊柱血管内皮细胞瘤少见。目前文献中均为个案报道。北医三院近 10 年来一共诊疗了此类疾患 4 例。

2. 血管内皮细胞瘤的生物学行为介于良性和恶性之间，易局部复发，远处转移发生率低。周围有明显反应性增生的骨组织部分包裹，影像学特点类似骨母细胞瘤。

3. 手术选择彻底切除，可以最大限度降低复发率。因局部解剖复杂、病变周围软组织增生（瘢痕样），可能存在残留，尤其是神经根 / 臂丛与椎动脉交叉处。建议术后放疗。

（整理：党 礌 姜 亮）

病 例 5

（13岁　胸背部夜间痛　T3骨质破坏）

男性，13岁，1年前出现右胸背部疼痛，夜间重。疼痛进行性加重，口服非甾体类抗炎药无效。5个月前外院就诊行 CT（图 5-1）及 MRI（图 5-2）检查示 T5 椎体破坏，诊为"结核"。给予抗结核治疗 4 个月，无效。骨扫描检查示 T5 椎体代谢活跃灶（图 5-3）。入院查体：无神经损害体征。

放射科（柳晨）：门诊行 CT 引导下穿刺活检。患者俯卧位，局部浸润麻醉。左侧椎弓根入路穿刺，8G 骨活检针逐层穿刺入 T5 椎体后方后开始取材，封存此处至椎体前缘骨组织标本，长度 25mm，10% 福尔马林溶液固定。

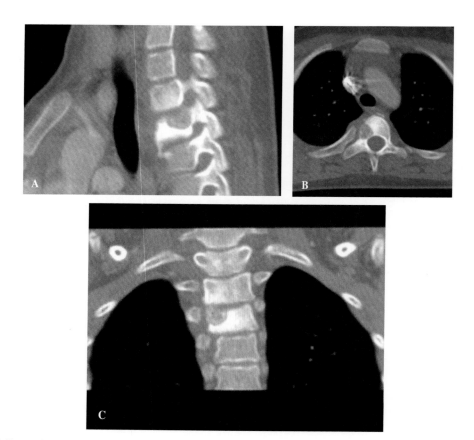

图 5-1　胸椎 CT（A. 矢状面、B. 横断面、C. 冠状面）显示病灶位于 T3 椎体内，累及椎体右上半部，中央偏后。右侧椎弓根内缘与椎体后壁处骨皮质完整，右侧椎弓根外侧骨皮质菲薄。病灶直径大于 2cm

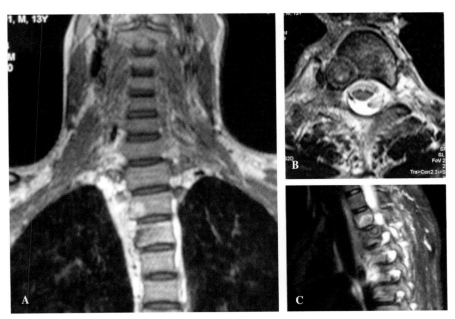

图 5-2　胸椎 MRI（A.冠状面、B.横断面、C.矢状面）显示 T5 椎体右侧皮质破坏，未侵及椎管内。病灶界限较清晰

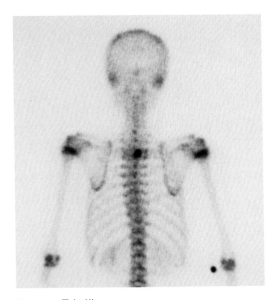

图 5-3　骨扫描

第一阶段讨论重点

如何诊断（结核、炎症、肿瘤）？

第一阶段讨论精要

此例患者可能存在误诊。①结核的典型表现是溶骨性破坏、病变未累及椎间盘；此例的影像学表现不支持 TB。②此例抗结核治疗无效。

病灶周围反应骨比较明显（大部分 T5 椎体与 T4 椎体的尾端），MRI 显示病灶周围反应性水肿。结合病史（病程 1 年，发展缓慢，少年），考虑骨母细胞瘤可能性大。

建议 CT 引导下穿刺活检，明确诊断。

第一阶段诊疗过程

我院放射科行 CT 引导下穿刺，活检病理检查考虑骨母细胞瘤（图 5-4）。

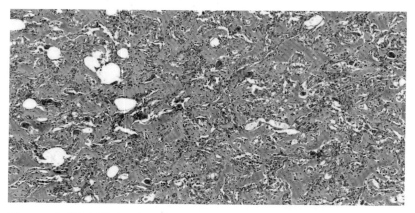

图 5-4 病理穿刺检查：增生的编织骨组织，小梁表面有骨母细胞，小梁间组织疏松有小血管，骨母细胞瘤可能性大

第二阶段讨论重点

如何治疗？①保守治疗；②刮除术；③切除术（分块切除、矢状整块切除、全脊椎切除术）。

第二阶段讨论精要

骨科（刘晓光）：此例病灶的椎体侧壁（近右侧肋横突关节处）骨皮质菲薄，椎体后壁与椎弓根处骨皮质尚完整。考虑为 Enneking S3（外侧骨皮质有缺损）。放射治疗对骨母细胞瘤无效，多作为手术的辅助治疗。

意大利的 Boriani 等建议 Enneking S2 病变首选刮除，Enneking S3 病变首选整块切除。切除方式上，日本的 Tomita 建议使用经椎弓根的全脊椎切除，而 Boriani 建议可选择矢状切除（保留健侧的椎弓根和部分椎体）。

射频消融术在脊柱骨样骨瘤治疗方面已经取得了良好疗效。骨皮质是热的不良导体，因此可在病变椎体内射频治疗、高温处理肿瘤，而不影响周边的重要结构。此例病变的椎体后壁与椎弓根处的骨皮质完整，射频对脊髓影响不大；椎体右侧壁骨皮质菲薄，周边无重要结构。

此患者年幼，可先试用微创的射频治疗。如疗效不佳或复发，则可选择矢状整块切除。

第二阶段诊疗过程

患者俯卧位，在静脉麻醉诱导下行局部浸润麻醉。CT 监测下，经右侧椎弓根插入骨穿刺针（图 5-5）。之后经穿刺鞘管置入射频电极针，工作末端为 1cm。射频电极针远端接近肿瘤外界，选择自动消融模式，消融 12min。变换穿刺针道，再次消融 12min。

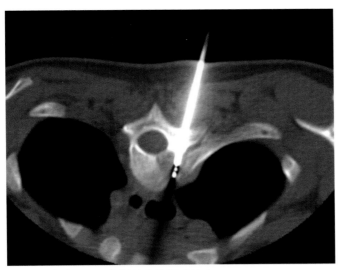

图 5-5 术中 CT 示穿刺针头位于病灶内

　　术后第 1 天患儿的 VAS 疼痛评分由术前的 8 分降至 2 分。术后半年随访，症状消失，局部无复发（图 5-6）。

　　仍需密切随访，如局部复发，则需彻底切除。

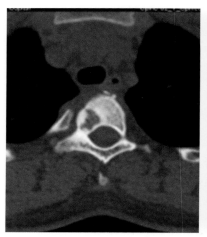 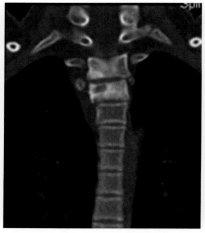 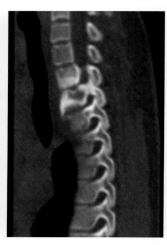

图 5-6　射频治疗术后 6 个月 CT，显示病灶边缘硬化、骨质破坏区域减小

相关内容详见"延伸阅读"第十五节

（整理：党 礌　姜 亮）

病 例 6

（41 岁　胸部疼痛麻木　T4 病变）

41 岁男性，背部酸胀感半年，加重伴胸部疼痛、麻木 1 个月。影像学检查发现 T4 胸椎占位性病变（图 6-1、图 6-2、图 6-3）。体格检查：胸背部未及包块，深叩痛，Frankel E。

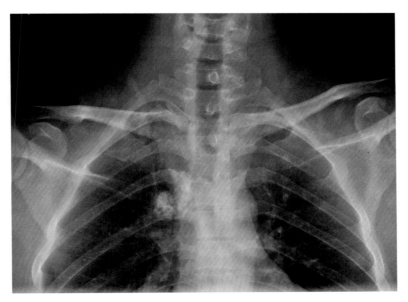

图 6-1　术中 CT 示穿刺针头位于病灶内

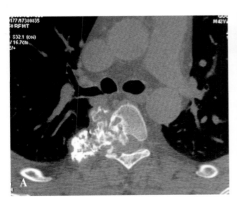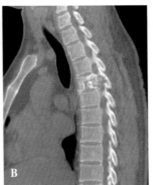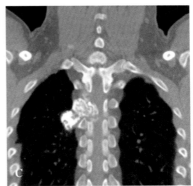

图 6-2　A~C. CT（横断面、冠状面、矢状面）显示 T4 椎体及右侧附件可见骨质破坏，密度不均匀，边界清晰；椎旁见软组织肿块，内见多发斑片状、环形钙化灶；相邻肋骨骨质密度不均匀增高。骨母细胞瘤？软骨肉瘤？

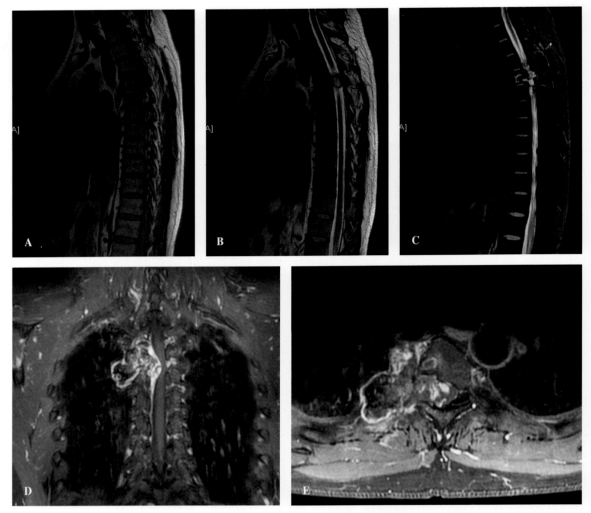

图 6-3 A~C. MRI 矢状面（T1WI、T2WI、抑脂像）显示 T4 椎体及右侧附件可见膨胀性骨质破坏，T1WI 及 T2WI 均可见高低混杂信号，边界清晰。D~E. MRI 冠状面与横断面（强化），显示椎旁软组织肿块，增强扫描后病灶明显不均匀强化。相应部位继发椎管狭窄，脊髓受压。骨母细胞瘤？软骨肉瘤？

第一阶段讨论重点

1. 如何确立诊断？
2. 鉴别诊断？
3. 进一步的诊疗策略？

1. 诊断：患者局部疼痛，根据临床、影像，考虑原发恶性脊柱肿瘤，软骨肉瘤可能性大。

2. 放射科（张立华）：CT 检查显示 T4 骨皮质受累、伴有软组织肿块，其内可见多发环形钙化灶。MRI 显示病变成分不均质，边界清晰，T2WI 可见高信号区；增强扫描后病灶明显不均匀强化。考虑软骨肉瘤可能性大。鉴别诊断：①良性软骨性肿瘤，主要区别是其影像学上缺乏侵袭性表现，即骨皮质破坏、软组织肿块；而二者均可出现钙化。②骨母细胞瘤，多起源于脊椎后部（附件），可蔓延至椎体；经典的瘤巢周边有完整且较厚的反应骨（Enneking S2 期）；而有些病例的瘤巢边界不清，反应骨较薄弱，肿瘤突破间室侵入椎管和（或）累及周边软组织（即 Enneking S3 期）。不过，骨母细胞瘤在 MRI 通常有明显的炎症水肿，该点与本例不符。

放射科（柳晨）：我院门诊行 CT 引导下穿刺活检。患者取俯卧位，局部浸润麻醉。右后外侧入路穿刺，8G 骨活检针逐层穿刺入 T4 右侧椎旁病变内部（图 6-4），取材 1 块，长度20mm。

病理回报：骨小梁间见分化良好的软骨组织，考虑高分化软骨肉瘤（图 6-5）。

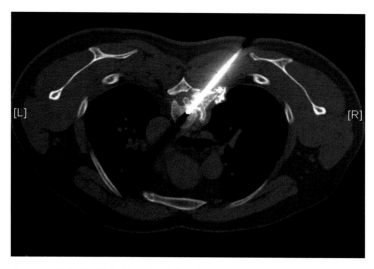

图 6-4 CT 引导下穿刺，后外侧入路

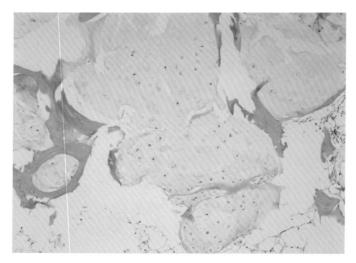

图 6-5　活检病理：骨小梁间见分化良好的透明软骨组织增生

第二阶段讨论重点

1. 诊断？
2. 治疗原则？

第二阶段讨论精要

1. 肿瘤的边界：WBB T4；7~11；A~D。Enneking 分期：I B。

2. 病理科（杨邵敏）：高分化软骨肉瘤（WHO 1 级）中增生的软骨组织分化良好，单纯组织学难以与良性软骨瘤或软骨增生鉴别，临床及影像学的浸润性表现对确诊至关重要。支持软骨肉瘤的主要依据是其浸润性，如穿透骨皮质、浸润至周围结构。此例影像学上有明显侵袭周围软组织的证据，支持高分化软骨肉瘤。

3. 骨科（刘忠军）：因软骨肉瘤对放化疗不敏感，治疗原则首选彻底切除，术式是不经瘤的全脊椎切除。此患者病灶累及椎体、肋骨、右侧的椎弓根及关节突，术中在椎弓根与关节突处很有可能经瘤操作。椎旁瘤体较大，需要切除相邻椎体，才能整块切除病灶。

4. 骨科（刘忠军）：全椎切除应遵循肿瘤学原则，强调肿瘤的边界。如果可行，术中操作均应在反应区外或正常组织中进行。该患者的肿瘤累及右侧椎体、椎弓根与椎板，很难做到肿瘤包膜外切除（Boriani 技术）；退而求其次，可按照 Tomita 技术行经瘤的肿瘤切除。术中可切除 T4 左侧未受累及的椎板、T3 椎板下半、T5 椎板上半，显露硬膜囊；对于覆盖肿瘤的壁层胸膜、受累的肋骨应一并切除；经 T3、T5 椎体截骨后，再整块切除病变。术中应尽可能保护肿瘤假包膜，对于肿瘤可能累及的硬膜囊给予蒸馏水及顺铂浸泡（局部化疗，Tomita 技术）。

5. 放疗科（孟娜）：脊柱软骨肉瘤整块切除后建议行局部辅助放疗。放疗剂量 60Gy，范围应包括瘤床并外扩 2～5cm，可降低局部复发风险。

第二阶段诊疗过程

经后路的 T4 肿瘤全椎切除（T3/5 椎体部分切除）、T3~5 椎体间钛网植入，T1/2/3~T6/7/8 椎弓根螺钉固定术（图 6-6）。

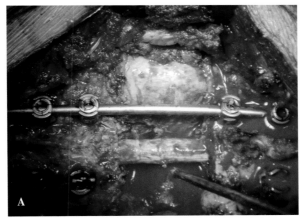

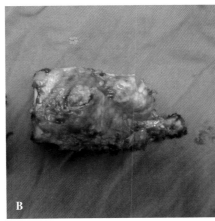
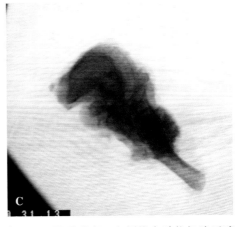

图 6-6 术中照片。A. 术野照片，肿瘤切除后，可见硬膜囊、右侧椎旁肿物切除后残留的空腔；B. 整块切除肿瘤的大体标本（正位）；C. 术中标本 X 线片（轴位）

术后病理显示：T3~5 椎体高分化软骨肉瘤，T4 左侧椎板、横突、椎弓根均可见肿瘤。术后随访 20 个月（图 6-7），未见局部肿瘤复发。

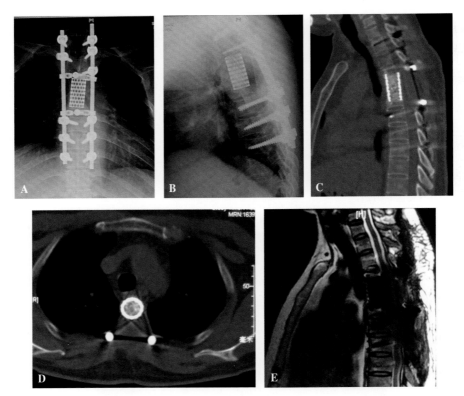

图 6-7　术后 20 个月随访影像学资料。A、B. 术后正、侧位 X 线片；C、D. 矢状面与横断面 CT 片；E. 矢状面 MRI

总　结

1. 对脊柱骨性破坏，明确诊断至关重要，建议术前 CT 引导下穿刺活检明确初步诊断。

2. 脊柱软骨肉瘤的治疗首选手术。初次手术至关重要（one shot surgery），应做好充分的术前计划。参照肿瘤学标准，行整块（en bloc）肿瘤切除是治疗脊柱软骨肉瘤的最佳选择，可最大限度降低局部肿瘤复发率，延长患者生存时间。

3. 脊柱软骨肉瘤的预后主要取决于肿瘤的组织学分级及手术切除是否彻底。

相关内容详见"延伸阅读"第十三节

（整理：吴奉梁　姜　亮）

病例 7

（14 岁　胸背痛　T5 病变）

男性，14 岁。胸背部痛 1 个月，无外伤史，无发热。疼痛因活动加重，卧床缓解。外院影像学检查发现 T5 压缩骨折（图 7-1）。转来我院。门诊体格检查：T5 背部叩击痛，神经功能未见异常。

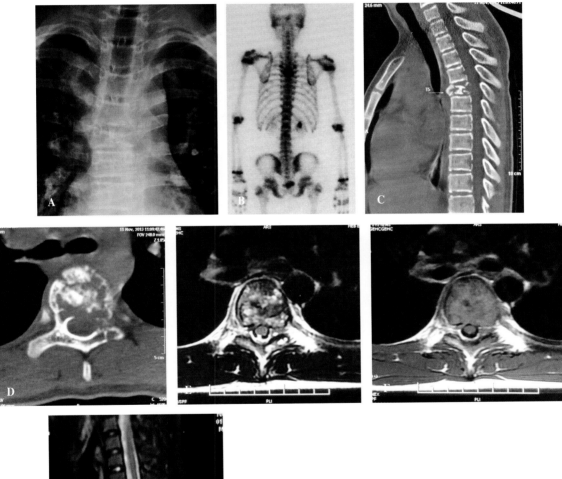

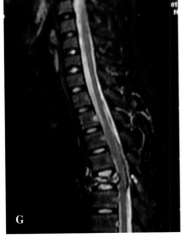

图 7-1　A. 正位 X 线片，显示 T5 左侧骨质破坏并病理压缩骨折。B. 骨扫描显示 T5 代谢活跃，考虑原发病变、病理骨折。C. CT 矢状位重建显示 T5 椎体病理骨折，椎体上下终板塌陷，椎体前后径增加，椎体前缘软组织肿胀；D. CT 横断面显示 T5 椎体及左侧附件溶骨性骨破坏，周围骨皮质不完整。E~G. MRI 横断面（T1WI 与 T2WI）与矢状面显示，T5 椎体及左侧附件病变在 T1WI 上呈等信号，在 T2WI 上呈高信号

门诊行 CT 引导下穿刺活检，穿刺活检病理报告提示：骨组织中纤维组织增生，梭形成纤维细胞周围分布多核巨细胞、淋巴细胞及浆细胞，局灶可见微囊性结构（图 7-2）。未见明确恶性肿瘤。朗格汉斯细胞免疫组化检查（S-100，CD1a，Langerin）均为阴性，慢性骨髓炎或原发性动脉瘤样骨囊肿不能除外。

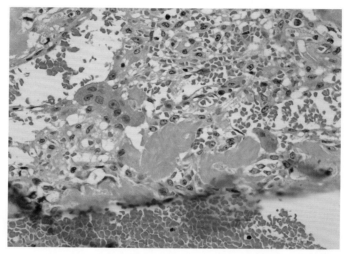

图 7-2　穿刺病理：图中示少许骨组织间增生的纤维组织，周围可见散在多核巨细胞、淋巴细胞及浆细胞，局灶可见微囊性结构。HE：40×10

第一阶段讨论重点

临床、影像学、病理学检查均不典型时，如何处理？

第一阶段讨论精要

1. 放射科（张立华）：结合患者年龄、骨质破坏形式及部位首先考虑为肿瘤性病变。朗格汉斯细胞组织细胞增殖症（LCH）是此年龄段最好发的疾病，其表现形式多样，但病理学检查不支持。其他侵袭性病变也应该考虑，如骨巨细胞瘤（GCT）、动脉瘤样骨囊肿（ABC）。

2. 骨科（刘忠军）：患者少年，病情进展较快，T5 骨质破坏。病变为溶骨性病变，伴有病理骨折（含终板骨折），但相邻椎间隙正常、未见明显软组织肿块。骨肿瘤诊断提倡临床、影像与病理三结合的原则，只有三方面的结果吻合，诊断才能最终确立。这个患者三方面的表现都不典型，无法确诊，因此也难以给出明确的治疗意见。考虑良性病变或交界性肿瘤。

3. 北医三院的活检诊断正确率 84%。如为 LCH、骨髓炎可保守治疗；如果为 GCT 或 ABC，可选择彻底切除。手术创伤较大，但患者年轻，且未见明显恶性肿瘤细胞，可首选保守治疗（卧床休息、支具保护），观察 2~3 个月。

讨论建议

1. 诊断不明确，良性可能性大，朗格汉斯细胞组织细胞增生症（临床诊断）？
2. 首选保守治疗（卧床休息、支具保护），观察 2~3 个月后，再按照病情变化，决定下一步的诊疗计划。

第一阶段的诊疗过程

患者卧床休息 3 个月，复查影像学检查，显示压缩骨折进展，病灶进展，延伸至双侧附件（图 7-3）。

入院体格检查：疼痛基本上缓解，T5 背部叩击痛消失，神经功能未见异常。

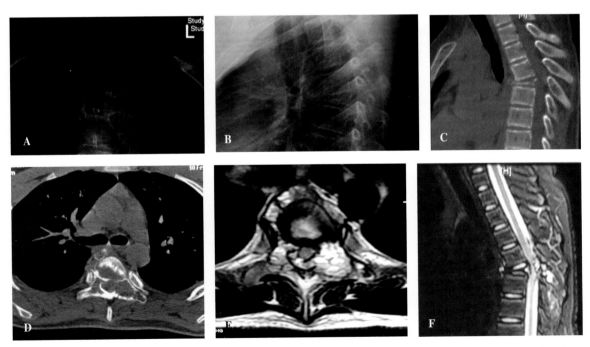

图 7-3 A、B. 正、侧位 X 线片，显示"T5 椎体变扁"程度较前加重。C. CT 矢状位显示 T5 明显压缩变扁呈扁平椎。D. CT 横断位显示双侧横突呈膨胀性、溶骨性骨破坏。E、F. MRI 横断面（T2WI）与矢状面抑脂像，显示双侧附件区及椎旁可见多发液平面形成

第二阶段讨论重点

临床上症状缓解、但影像学显示病情进展，此时应如何诊断、处理？

第二阶段讨论精要

1. 骨科：患者少年，病情进展较缓慢，T5 骨质破坏缓慢进展，病变椎体进一步压缩变扁，形成不典型的扁平椎（常见于 LCH，但没有确诊意义）；溶骨破坏也有所加重（尤其是左侧椎弓根），膨胀较明显；MRI 显示椎旁及附件可见多发液平面形成，ABC 可能性大。ABC 累及胸椎（34%）最常见，80% 患者年龄＜20 岁。

2. 放射科（张立华）：ABC 可分为原发和继发性，65% 以上为原发，继发性 ABC 多见于巨细胞肿瘤、骨母细胞瘤、纤维结构不良等。诊断继发 ABC，需寻求影像学证据。ABC 好发于脊柱，75% 以上仅在椎体内扩展，30% 以上伴多发的液 - 液平面形成。影像学可分为 4 期：初期、活动期、稳定期和愈合期，本例患者病程由初期向活动期进展，骨破坏边界由清晰变不清晰，椎体压缩变形明显。仔细分析，本例比较符合 ABC 的特点；之前考虑朗格汉斯细胞组织细胞增生症（LCH），可能受患者的年龄、发病率及 LCH 影像表现多样等多种因素影响。

3. 骨科（刘忠军）：侵袭性病变、脊柱局部不稳定，首选全脊椎切除术；双侧椎弓根均受累，需经瘤切除（Tomita 技术）；术前可节段动脉栓塞，但上胸椎节段动脉栓塞的危险性大，因此选择直接行全脊椎切除术。

第二阶段诊疗过程

行后路 T5 全脊椎切除术（TES）。患者术后 7 天出院。术后病理诊断为原发性动脉瘤样骨囊肿（图 7-4）。术后随访 10 个月，患者无不适（图 7-5）。

总　结

1. 此患者最终病理诊断为动脉瘤样骨囊肿。回过头来看，临床与影像也符合 ABC，但是很不典型。

2. 穿刺活检阴性的可能原因（病理科杨邵敏）：①病椎影像学表现不典型，且有新鲜病理骨折，活检部位可能含有较多骨折后炎症反应与成骨成分，导致没有典型的病理表现；

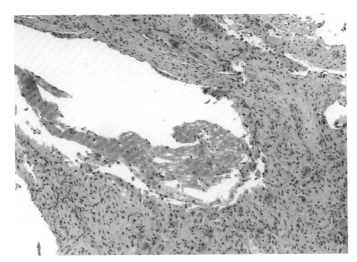

图 7-4 手术切除病理：大的含血囊腔，囊壁由梭形成纤维细胞和多量破骨细胞样多核巨细胞构成，巨细胞主要分布在囊壁周围（HE：20×10）

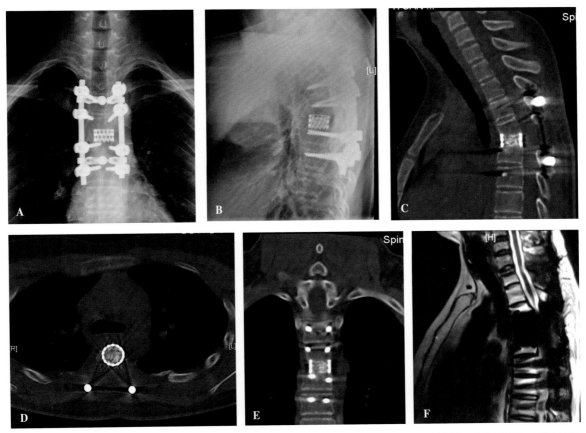

图 7-5 术后 10 个月随访的影像学。A、B. 正、侧位 X 线片；C~E. CT 矢状面、横断面与冠状面，显示植骨融合情况；F. MRI 矢状面

②观察的 4 个月中病椎病灶减小，进一步压缩骨折，说明病变椎体中肿瘤组织较少，之后在附件区域出现比较典型的 ABC 影像学表现；③穿刺部位可能在骨折后继发反应较明显的实性区，病理上的反应性炎症细胞类似慢性骨髓炎，造成穿刺难以确诊；④穿刺检查可见微小囊性结构，囊周分布多核巨细胞，未见明确其他病变，最为可能的是动脉瘤样骨囊肿。但穿刺因送检组织少，通常无法区别原发性 ABC 和继发性 ABC。

3. 放射科（张立华）：本例中，朗格汉斯细胞组织细胞增生症（LCH）与动脉瘤样骨囊肿（ABC）的鉴别诊断是难点。① LCH 的支持点为：年龄（儿童）、胸椎扁平椎；不支持点包括椎旁软组织肿块不明显，病椎双侧膨胀改变较明显，LCH 较少继发 ABC，且穿刺活检病理未见朗格汉斯细胞。② ABC 的支持点为膨胀性骨破坏，伴多发液 - 液平面形成，但 ABC 多原发于附件、向椎体侵犯，而本例病变由椎体向附件发展。

4. ABC 的治疗选择（骨科刘忠军）：以往首选手术刮除，但复发率较高；近年来首选彻底切除，局部复发率明显降低。对于复发或切除困难者，也可选择放疗。2012 年，意大利的 Boriani 团队报道使用反复动脉栓塞的方法治疗脊柱 ABC（主要是骶骨），20 例中无一例复发。文献也有使用唑来膦酸、地诺单抗、硬化剂、强力霉素的报道。本例患者出现压缩骨折、局部不稳定，且活检病理诊断不明确，手术指征明确。

相关内容详见"延伸阅读"第十六节

（整理：姜 亮）

病 例 8

（56 岁　间断呼吸困难　T6 后纵隔占位性病变）

男性，56 岁，间断呼吸困难 1 个月，无胸背痛，无外伤史，无发热、咳嗽、咯血、盗汗。患者坐立 30 分钟就出现憋气，必须改为平卧，10 分钟后症状缓解。无神经功能损害的症状、体征。外院 CT 检查报右侧纵隔区占位性病变——来源于胸椎？（图 8-1～图 8-3）转来我院。门诊体格检查：胸背部无阳性体征，神经功能未见异常。

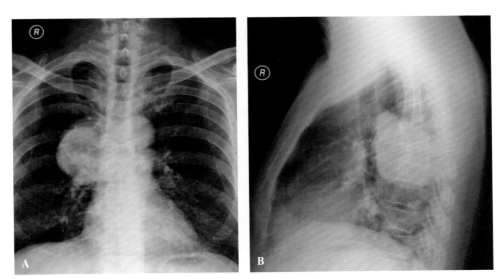

图 8-1　A、B. 患者胸部正、侧位 X 线片显示肿物向右突向肺野，位于后中纵隔区

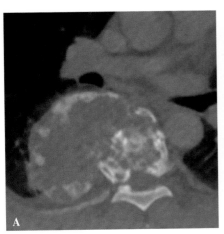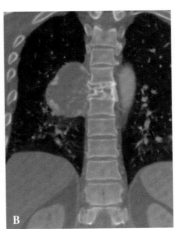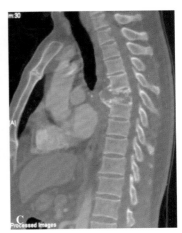

图 8-2　A. CT 横断面，显示 T6 椎体多发囊状溶骨性骨破坏，肿物突破椎体右缘骨皮质，在右侧椎旁形成巨大软组织肿块，其密度不均匀，周围包膜及内部可见多发钙化；B. CT 冠状位重建、C. CT 矢状面显示 T6 椎体溶骨性骨破坏并压缩，T5～7 椎体右缘呈受压改变

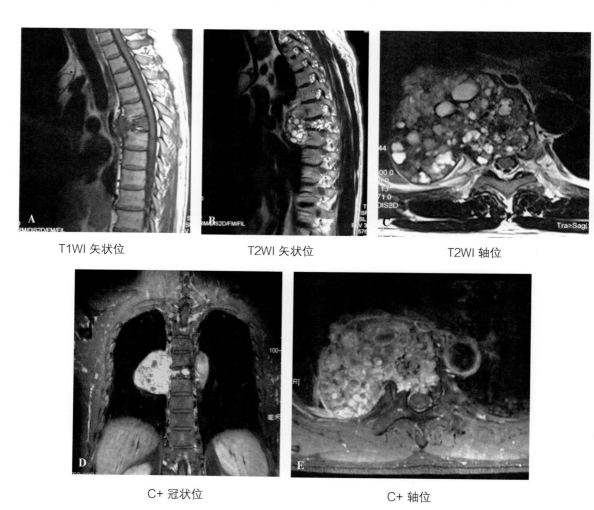

T1WI 矢状位   T2WI 矢状位   T2WI 轴位

C+ 冠状位   C+ 轴位

图 8-3 A~C. 矢状位（T1WI、T2WI）及横断面（T2WI），显示 T5~7 椎旁可见混杂信号肿物，内部囊变坏死区呈高信号，内可见低信号的钙化，病变周围可见假包膜形成；D、E. 增强扫描（冠状位及轴位）显示 T5~7 右侧椎旁肿物呈明显不均匀强化

第一阶段讨论重点

1. 患者病史短（1 个月余），肿物巨大，坐位呼吸困难，症状如何解释？
2. 肿瘤来源？（胸廓内？脊柱？神经源性？其他？）
3. 肿瘤的边界，可能累及的重要的组织结构（脊柱、重要血管、肺、支气管等）？

第一阶段讨论精要

1. 中年，病程 1 个月，T6 骨质破坏。病变为溶骨性病变，伴有病理骨折（同时终板骨折）。但相邻椎间隙正常、明显软组织肿块，肿块边缘硬化，内有囊状物。

2. 虽有压缩骨折，但患者无局部疼痛；胸腔内肿物有硬化边缘。根据上述情况，考虑慢性病程。追问患者，患者儿时起常年咳嗽；可能是慢性病程，提示并非恶性病变。

3. 胸外科（刘丹丹）：患者无胸背部局部症状，而以呼吸困难为主诉，症状与体位关系密切；建议支气管镜检查。

4. 放射科（张立华）：此例病变表现为溶骨性破坏，骨膨胀明显，突破周围骨皮质、在椎旁形成巨大软组织肿块，且软组织肿物明显囊性变，肿物内部及边缘可见钙化。诊断上，考虑良性病变或交界性肿瘤；骨巨细胞瘤（GCT）可能性大，其次为多骨型纤维异常增殖症，不除外神经源性肿瘤、腱鞘巨细胞瘤。

讨论建议

诊断不明确，良性病变或交界性肿瘤，骨巨细胞瘤可能性大。建议穿刺活检。

第一阶段诊疗过程

门诊行 CT 引导下穿刺活检。病理报告提示：送检组织可见大量泡沫细胞，并可见多量单核细胞，部分呈梭形，其间散在大小不等的多核巨细胞，结合临床影像学符合巨细胞瘤。建议加染免疫组化 S-100、CD68 及 ki-67 等辅助检查。

支气管镜检查：右上叶后段支气管轻度外压狭窄，黏膜正常，右下叶背段亚段开口处黏膜轻度充血、轻度增厚、管腔通畅，未见新生物。

第二阶段讨论重点

进一步的诊疗策略？

1. 病理科（杨邵敏）：患者的穿刺病理提示巨细胞瘤可能性大，但是骨巨细胞瘤（Giant cell tumor of bone, GCT）本身没有特异性的免疫组化抗体标记物，因此确诊困难。多种骨病变（尤其是有骨破坏及骨吸收时）均可出现巨细胞，不能见到巨细胞即盲目诊断 GCT。

2. 放射科（张立华）：GCT 影像表现多种多样，此例影像非脊柱 GCT 的常见典型表现。理论上 GCT 内部无钙化，但并非绝对。我院脊柱 GCT 影像病理对照分析结果显示，肿瘤内可存在钙化（显微镜下不少见，CT 上高密度钙化罕见），且反应性骨化及纤维化比较常见，与影像 T2WI 上呈偏低信号相对应。据文献报道脊柱 GCT 周围包膜钙化不少见，可能反映了肿瘤慢性生长过程中钙质沉积过程。另外，脊柱 GCT 是一类血供丰富的肿瘤，肿瘤囊变坏死不少见。总体分析来看，本例影像表现符合 GCT。

3. 胸外科（刘丹丹）：结合影像与支气管镜检查，考虑肿物可能未累及支气管或肺叶。患者呼吸困难可能与右上肺后下段支气管在坐位时随肿物下垂受压相关。

4. 骨科：病变累及 3 个椎体，形成椎旁巨大肿块，与支气管和肺关系密切。肿物巨大，需分期手术，先前路游离胸腔肿物，二期后路争取彻底切除肿物。

讨论意见

1. 诊断不明确，骨巨细胞瘤可能性大。
2. WBB 分区：T6，3~9 区，A~C；Enneking 分期：S3。
3. T5~7 全脊椎切除术。因肿物巨大，拟分期手术：先由胸外科前路游离胸腔内肿物，结扎腹侧血管；二期骨科后路整块切除肿物。

胸外科先行胸腔镜探查，见右侧胸腔病变的边界清晰，与肺无粘连；肿物边界质硬，触之易出血；结扎肿物下角处的奇静脉。因肿物巨大，术中转为开胸，但仍未能清晰显露、结扎肿物上角处的奇静脉。2 天后经后路 T5/6/7 全脊椎切除（包括右侧椎旁肿瘤）、T4~8 椎体间钛网植入、T2~4/T8~10 椎弓根螺钉固定术（图 8-4）。

术后病理：椎体左侧腹腔面可见巨大肿物，大小约 10cm × 6.5cm × 6.5cm；表面光滑，包膜完整，切面淡黄糙脆，伴骨化；可见透明囊泡，内含清亮液体，肿物破坏椎体，未侵及椎管。上下断端肉眼未见明确肿瘤。病理诊断：符合骨巨细胞瘤，可见较多泡沫细胞（图 8-5），局灶出血、坏死，肿物切缘未见肿瘤性病变。

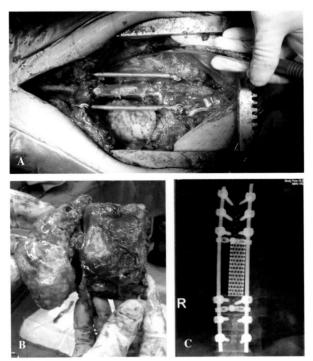

图 8-4 A. 肿瘤切除后的术中照片；B. 肿物大体标本；C. 术后正位 X 线片，显示内植物

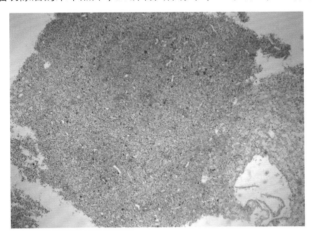

图 8-5 典型骨巨细胞瘤形态：病变由大的破骨细胞和形态一致的单核细胞构成，巨细胞在病变中均匀分布；右侧为多量泡沫样细胞。HE：4×10

第三阶段讨论重点

1. 回顾的看，诊疗是否正确？
2. 下一步是否需要辅助治疗？

第三阶段讨论精要

1. 病理科（杨邵敏）：此患者术后病理诊断为骨巨细胞瘤，而初次病理报告为巨细胞瘤可能性大。病变中可见较多泡沫细胞，仅局部残留 GCT，是肿瘤明显退变的表现，可能与注射唑来膦酸有关，或是肿瘤的自身退变（因患者的病程进展极缓慢）。

GCT 与弥漫性腱鞘巨细胞瘤的异同点：①病变好发部位：两者均好发于长骨末端，尤其是股骨远端、胫骨近端、桡骨远端和肱骨近端；发生在脊柱的 GCT 病变主体在骨质，而腱鞘巨细胞肿瘤则以脊柱旁关节为中心。②流行病学：两者均中青年人多见。③大体检查：前者界清，常包绕薄的不完整的反应性骨壳；后者常呈分叶状，可有累及关节腔形成的绒毛状结构。④组织学：两者镜下有相似之处，均可见破骨样巨细胞、单核组织细胞、成纤维细胞及泡沫细胞等。需要全面观察细胞分布是否均一、是否存在滑膜样结构等综合判断。穿刺活检或送检组织过少时，两者鉴别困难。⑤生物学行为：两者均有局部侵袭性，前者局部复发（25%）、远处转移（2%）及恶变（1%）；后者主要为局部复发（4%~30%），极少恶变。

2. 脊柱 GCT 的治疗选择：以往首选手术刮除，但复发率较高，一般报道 20%~30%，甚至有学者报道高达 70%。近年来很多学者报道全椎切除术（无论是经瘤切除，还是瘤外切除）有助于降低局部复发率，尤其适合于胸腰椎 Enneking S3 期和复发性 GCT。

3. 此例整块切除肿瘤，肿瘤术中边界清晰，无需辅助治疗。术后需密切随访，第 1 年每 3 个月复查，第 2 年每 4 个月复查，之后每 6 个月复查，第 5 年后每年复查。

4. 对彻底切除困难者，也可辅助术前选择性动脉栓塞。这一点尚存有争议。日本的 Tomita 教授强调术前栓塞，栓塞病椎头尾端各 3 个节段动脉；意大利的 Boriani 医师反对栓塞，认为术前栓塞导致肿瘤内部血供下降，但肿瘤周边血供增加，反而导致术中出血增多。美国的 Gokaslan 教授术前不栓塞，而是术中延长切口，切除肋骨较多，从侧方充分显露，直视下处理节段血管。北医三院 2008 年前后曾经广泛使用栓塞，但近几年来使用较少。

5. 辅助治疗对 GCT 有效，如放疗与药物治疗（地诺单抗、双膦酸盐、干扰素等）。①放疗可以有效控制骨巨细胞瘤，尤其适用于不能手术彻底切除的 GCT 或者复发的 GCT；放疗导致 GCT 恶性变的可能性很小。②唑来膦酸通过诱导破骨细胞的凋亡及破坏溶骨性细胞的血供达到抑制溶骨细胞活性的效果，从而降低了局部的复发率。个案报道单独使用唑来膦酸导致 GCT 消失。北医三院也有这方面的经验。此药的说明书中无 GCT 使用指征。③美国 FDA 2013 年批准了抑制 RANK 配体的单克隆抗体地诺单抗（Denosumab）用于治疗 GCT。该药被认为是该病药物治疗的重大突破，可促进成骨、病灶缩小；但它不能完全消除肿瘤，停药后可能肿瘤复发。目前地诺单抗的推荐使用方法是 120mg 皮下注射，初始每周 1 次，3 周后每月注射 1 次，前后共 6 个月；病灶缩小后，建议手术切除。目前此药在欧美已经广泛使用，尚未进入国内市场。

目前术后随访 24 个月，患者无不适，影像学检查未见局部复发（图 8-6）。

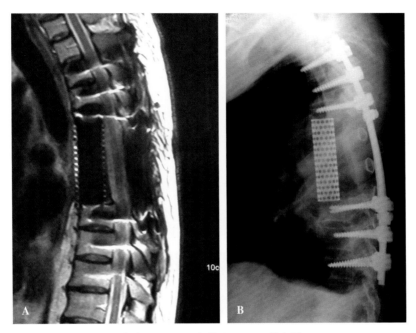

图 8-6 术后 24 个月复查。A. MRI 矢状面；B. X 线侧位

总 结

1. 骨巨细胞瘤的影像学表现可以不典型，本例 GCT 的特征是肿瘤内部囊变坏死明显、内部存在钙化或骨化、包膜存在钙化。

2. 脊柱病变的术前病理诊断至关重要，建议常规术前 CT 引导下穿刺活检。虽然术前活检病理与最终的病理诊断可能有一定的偏差，但术前活检至少能判断病变的良恶性，对制订手术策略意义重大。

3. 脊柱 GCT 首选彻底切除，争取整块切除。如残留或复发，还可选择放疗以及地诺单抗、唑来膦酸、干扰素等辅助治疗。

相关内容详见"延伸阅读"第十四节

（整理：吴奉梁　姜　亮）

病 例 9

（56岁 T2哑铃形肿瘤）

男性，56岁，农民。双侧下肢麻木、无力2个月，逐步加重。外院影像学检查发现T2占位性病变、纵隔肿物（图9-1）。

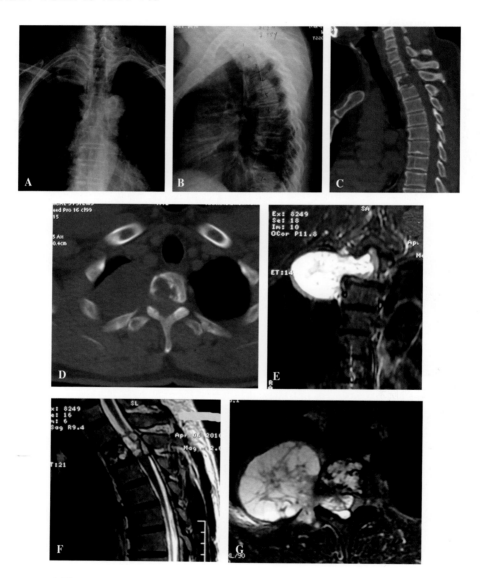

图 9-1 A、B. 正、侧位 X 线片，显示 T2 右侧椎旁密度增高。C. CT 矢状位重建显示 T2 椎体溶骨性骨破坏，椎体前缘可见硬化；D. CT 横断位重建显示 T2 椎体骨质破坏，T2/3 右侧椎间孔扩大，椎管外、右侧胸腔内可见巨大软组织肿物；E. T2WI 冠状位显示 T2 椎体内及 T2/3 椎体右侧椎旁软组织肿物，呈明显高信号；F. T2WI 脂肪抑制序列矢状位显示 T2 椎体呈混杂信号，椎管内见高信号，相应水平脊髓呈受压改变；G. T2WI 脂肪抑制序列轴位显示 T2 椎体骨破坏呈混杂信号，T2/3 右侧椎间孔内外哑铃形肿物呈混杂信号，囊变坏死高信号中心为条索样低信号。综上所述，符合神经源性肿瘤特点

外院行后路 T2 椎板切除、椎管内及椎旁肿物切除、T1 ～ 3 椎弓根内固定（图 9-2）。由当地医院的神经外科与骨科合作完成。

术后患者症状缓解，下肢力量恢复正常。术后病理：神经鞘瘤。

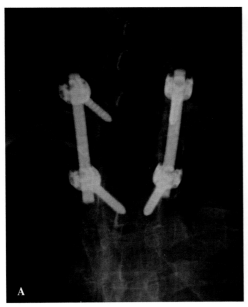

图 9-2 A、B.外院术后正、侧位 X 线片

第一阶段讨论重点

1. 神经鞘瘤的诊断与治疗。
2. 此例处理是否恰当？

1. 中老年男性，慢性病程，影像学上比较符合良性哑铃形肿瘤。胸外科称为后纵隔肿物，常见神经来源肿瘤、淋巴瘤等。

2. 放射科（张立华）：肿瘤边界清晰，伴相应水平椎间孔的扩大，呈哑铃形；MRI 信号特点也比较符合神经源性肿瘤的特点，因此影像学上比较符合神经源性肿瘤，但伴骨破坏相对少。需要与骨内神经鞘瘤鉴别。骨内神经鞘瘤一般不伴椎间孔扩大。

3. 骨科（姜亮）：哑铃形肿瘤是常见的脊柱肿瘤，多为神经鞘瘤与神经纤维瘤，绝大多数起源于神经根背侧支（感觉支），也可起源于骨质中的神经末梢。一般生长缓慢：在骨性结构中缓慢膨胀，其体积每年增大约 1%；在软组织中（如胸腔），其体积每年增大约 4%。肿物生长速度不同，有些较快，有些很慢、甚至静止。静止者也可选择观察。

4. 神经鞘瘤 10~15 年复发率可高达 25%。因其包膜薄厚不均，易于残留微小的肿瘤组织，导致复发。另外彻底切除肿瘤，往往需要切断肿瘤起源的神经根，可能导致相应神经的损害表现，术者多倾向于保留神经功能，易于导致肿瘤残留。

5. 骨内神经鞘瘤与神经鞘瘤骨破坏的鉴别（姜亮）：神经鞘瘤或神经纤维瘤的起源部位存在两种可能性。①绝大多数起源于椎间孔区的神经根，90% 以上起源于背侧根（感觉分支）。此类肿瘤缓慢、膨胀性生长，边界清晰；挤压皮质骨，导致神经根孔外压性扩大，一般骨皮质硬化。②少部分肿瘤起源于骨质内的神经末梢，在松质骨内生长，形成憩室，偶有骨质侵蚀。从手术技术而言，前者的肿瘤边界清晰，切除较为简单；后者常深入骨质的憩室中，肿瘤边界不清晰，切除易残留，复发率高。此例较为特殊，是上述两种情况的组合，既有边界清晰的巨大肿块（从椎管内延伸至椎旁），也有深入椎体内憩室的小肿块。此例病变未见明显的骨质硬化；椎体大部分为溶骨性破坏，肿物在骨质中形成小的憩室。这是此例手术切除的难点。

6. 外院术后 X 线片未见处理 T2 椎体，术后易于复发或残留。

患者术后 2.5 年再次出现术前症状，6 个月来逐步加重，转来我院，复查影像学检查（图 9-3）。

第二阶段讨论重点

1. 症状复发原因？
2. 此时应如何处理？

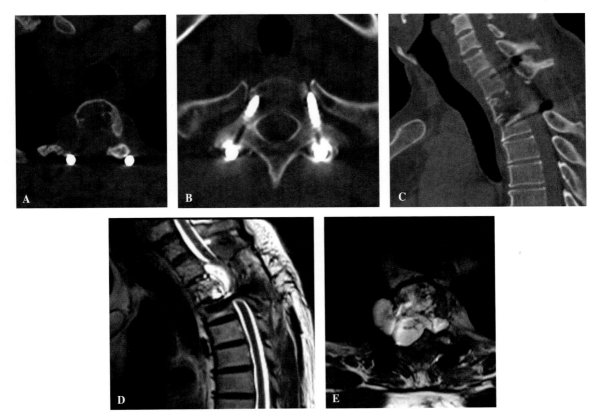

图 9-3 在我院住院后的影像学资料。A~C. CT 横断面（T2 椎体水平与 T1 椎弓根水平）与矢状面，显示 "术后改变，T2 部分缺如，T2 椎体溶骨性破坏"，椎旁见软组织肿物。D、E. MRI 矢状面与横断面，显示 "T2 椎体内及右侧椎间孔占位，长 T1 长 T2 信号，病灶边界清楚，其内信号不均匀，脊髓受压"。考虑肿瘤术后复发

第二阶段讨论精要

1. 第一次手术记录仅描述了 "切除了椎管内、椎旁的肿物"，未描述 "如何处理椎体内的肿物"。术后 2.5 年，再次因肿物增大而出现神经损害。

2. 术前与术后 2.5 年的 CT 片比较，椎旁肿物较小，但椎管内肿物增大、脊髓明显受压，T2 椎体被破坏的面积也稍有增加。术前的 MRI 显示肿物由右向左挤压；复发时，肿物是从椎体方向，向椎管内挤压。推测可能的原因：因第一次切除椎管内的肿物后，椎管内相对空虚，残留在椎体内的肿物，从质硬的椎体内向松软的椎管内发展。

3. 此次手术应彻底切除肿物：椎体内肿物分布在憩室中，切除较为困难。两种解决办法：一是 T2 全脊椎切除；二是磨钻磨除憩室，直至显露正常骨质，彻底清除椎体内的肿物（如四肢骨巨细胞瘤的扩大刮除术）。第二种方法相对简单、安全。

4. 外院初次手术时，T1 左侧螺钉尖端进入肋椎关节；目前螺钉已经松动（CT 横断面显示）。需翻修、延长内固定。

5. 二次手术，因瘢痕粘连、肿瘤巨大，手术较困难。术中可能需切断 T2 神经根和（或）损伤硬膜囊而出现神经根损害及脑脊液漏。上胸椎脊髓损伤的风险也较大，术后有较高的再次复发可能性。与患者及家属反复说明。

第二阶段诊疗过程

手术经过：术中从正常骨质处着手，切除 T1 椎板下缘和 T3 椎板上缘，显露正常的硬膜囊。游离肿物，粘连严重，切断右侧 T2 神经根，修补硬膜囊缺损。牵开、保护左侧 T2 神经根，切除左侧椎弓根。经双侧椎弓根入路，切除椎旁及椎体内肿瘤。使用高速磨钻处理残留的 T2 骨壳，仅留下椎体的骨皮质。使用切除的正常颗粒状骨质（T1 与 T3 的椎板与棘突）填充 T2 椎体，压实；左侧 T1~3 关节突间植骨融合。填充明胶海绵遮挡、保护硬膜囊（图 9-4、图 9-5）。

术后随访 12 个月，未见肿瘤复发，植骨愈合好。

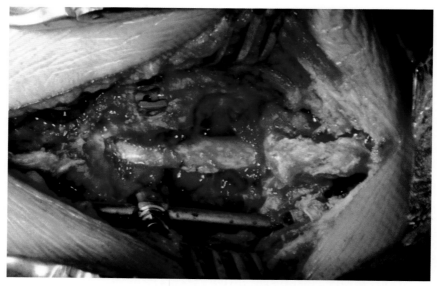

图 9-4 术中照片显示肿物切除后的情况，已切除两侧椎弓根及椎体内肿物

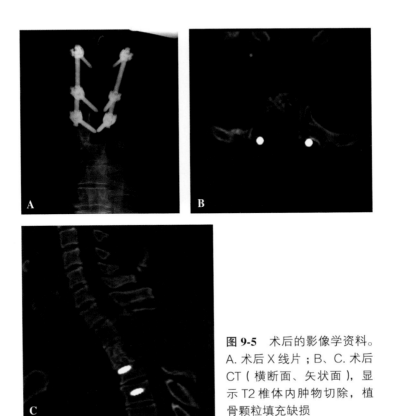

图 9-5 术后的影像学资料。A. 术后 X 线片；B、C. 术后 CT（横断面、矢状面），显示 T2 椎体内肿物切除，植骨颗粒填充缺损

术后标本病理见图 9-6。

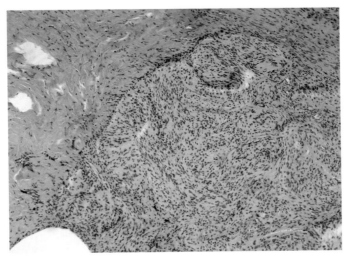

图 9-6 术后标本病理：图中示肿瘤组织（右下方）与周围正常组织（左上方）之间界限清楚。肿瘤由梭形肿瘤细胞构成，呈栅栏状或束状排列。细胞异型性不明显，未见坏死，符合良性神经鞘瘤。HE：10×10

总 结

1. 放射科（张立华）：位于椎间孔区的脊柱神经鞘瘤往往导致椎间孔不同程度的扩大，部分可侵袭并破坏椎体。多数肿瘤对邻近骨质主要是压迫改变，伴骨质硬化；少数肿瘤可见侵犯椎体至椎体内部，周围硬化边不明显或无，可能提示肿瘤生长较活跃，肿瘤存在复发可能。

2. 骨科（姜亮）：彻底切除哑铃形肿物，可能需切断受累的神经根，带来神经根损伤，术者需权衡利弊。侵蚀骨质的肿瘤，术中需切除较多骨质，需进行稳定性重建。

3. 手术最为重要的是对肿瘤性质的认识，其次是术前周密的手术计划，接着是术中的肿瘤切除技术，最后才是稳定性重建与融合。对于很多年轻术者，常见的误区是将内固定作为最重要的手术技术。其结果是，如果肿瘤复发，内固定再好，也无济于事。

相关内容详见"延伸阅读"第十八节

（整理：姜 亮）

病例 10

（38 岁　产后不全瘫　T4 病变）

女性，38 岁。双侧肩胛区疼痛伴下肢无力 37 天，分娩后 20 天。分娩前未做影像学检查。疼痛为持续性，需口服止痛药；伴排便无力、憋气、胸束带感。下肢无力进行性加重，无法行走。20 天前分娩后，行影像学检查（图 10-1），提示"乳腺癌伴腋下淋巴结转移及多发骨转移"。转来我院门诊。入院查体：双下肢肌力 3 级，双侧 Babinski 征阳性。VAS（视觉疼痛评分）7 分。

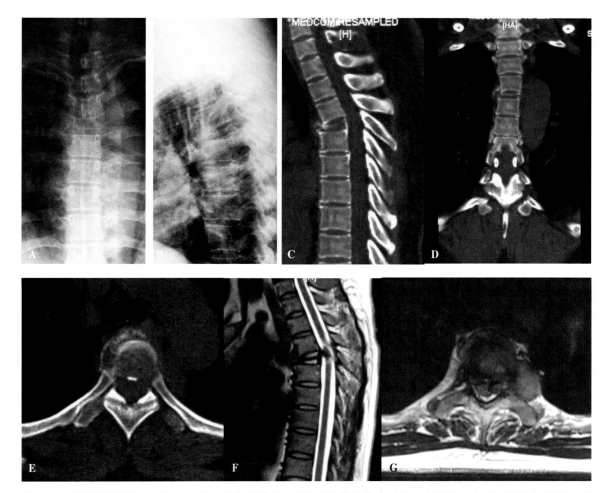

图 10-1（影像科张立华）A、B. 正、侧位 X 线片，显示 T4 椎体密度减低、楔形变。C~E. CT（矢状面、冠状面与横断面）显示 T4 病理性压缩性骨折，周围可见软组织肿物形成并突入椎管；C7 椎弓、T3/5 椎体左后部及椎弓根、T10 椎体棘突、L1 椎体多发骨质破坏；F、G. MRI 矢状面与横断面，T4 椎体明显压缩变扁，胸椎以 T4 为中心后突畸形，后缘突入椎管，相应胸髓内可见异常信号影，椎管明显狭窄，硬膜囊受压后移。T4 椎体椎旁见软组织肿块形成

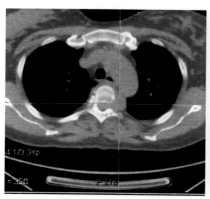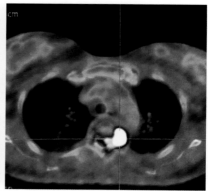

图 10-2 PET-CT

外院 PET-CT（图 10-2）显示：左乳肿块（3.0cm×2.6cm，SUVmax 7.72）及淋巴结肿大；多发骨转移瘤（脊柱、第 8 肋、右骶骨、左髂骨，SUVmax 13.44）

第一阶段讨论重点

临床、影像较为典型，症状迅速加重。问题：

1. 立即行手术治疗，还是先穿刺活检？

2. 先治疗原发灶，还是先处理转移灶？

3. 选择手术干预，还是保守治疗？

第一阶段讨论精要

1. 诊断：乳腺肿物、多发转移瘤、T4 压缩骨折、椎管内占位性病变、Frankel C、剖宫产术后。病变为溶骨性病变。骨科的主要问题是进行性神经功能损害，责任病灶累及 T4 椎体及椎弓根、T5 左侧椎体后缘、椎管内外软组织肿块。

2. Tomita 脊柱转移瘤评分：乳腺癌（1 分）+ 多发骨转移（2 分）+ 无内脏转移（0 分）= 总分 3 分。症状迅速加重，局部可积极手术治疗。待术后病理结果，辅以内科治疗（激素治疗、化疗等）、局部放疗（胸椎 + 淋巴结）、外科手术（乳腺）。

3. 此患者临床与影像的表现较为典型，未做进一步的穿刺活检及病理检查。与患者及家属交代病情，诊断尚未明确，考虑乳腺癌多发转移可能性较大。如行活检与病理检查，需 5~7 天完成；如神经功能继续恶化，可能无法挽回神经功能。

4. 影像科（张立华）：患者为年轻女性，椎体和多发溶骨性骨破坏，首先考虑转移瘤，目前以肺癌和乳腺癌为最多见，需寻找原发灶。

5. 核医学科（李欣欣）：患者乳腺癌骨转移诊断明确。已经 PET-CT 及多部位 CT 诊断，但未行全身骨扫描显像（ECT）。ECT 对诊断恶性肿瘤全身多发转移更敏感、直观、全面。ECT 与 PET-CT 所用的显像剂不同，对于成骨性病变（此例为溶骨性）的检出更有优势。特别是术前 ECT，方便治疗后复查，有较高的效价比。

6. 肿瘤放疗科（孟娜）：乳腺癌骨转移对放疗相对敏感，对于多发转移、无脊髓压迫病例可以行放疗。此患者已出现下肢功能障碍，为保证生活质量，建议先手术减压、稳定，术后再放疗。

7. 肿瘤内科（梁莉）：从目前影像学诊断考虑乳腺癌，多发骨转移。乳腺癌是一种全身性疾病，治疗强调整体与局部兼顾；晚期肿瘤想达到治愈是不可能的，治疗上以提高患者生活质量为主，控制肿瘤发展是其治疗的一部分。对于该患者来说，在未来的生存时间内是否可以保障生活质量是关键。现在该患者下肢无力进行性加重，无法行走，严重影响其生活质量，手术可以马上解决肿瘤压迫，建议先手术治疗。

8. 乳腺外科（赵红梅）：该患者为年轻女性，主要症状为双下肢无力，进行性加重，神经损害严重影响其生活质量。建议尽快解决脊髓压迫，同时行乳腺病灶的穿刺活检。

9. 骨科（姜亮）：脊柱手术减压的优点是对快速进展的瘫痪疗效较好，能够重建脊柱稳定性；但相比放疗其风险较大、并发症较多。手术的主要缺点是延误化疗与放疗 1 个月。此患者的椎弓根变异（纤细），椎弓根螺钉植入困难。反复与家属沟通，他们表示理解并要求尽快手术。

讨论建议：

　　先行转移灶手术减压、稳定，术后按照病理结果，相应行乳腺癌治疗（化疗与激素治疗）＋局部放疗。

第二阶段诊疗过程

　　患者行后路 T3-4-5 椎板切除、双侧 T4 椎弓根切除、椎管内肿物切除（含 T4 椎体后壁）、T2/3~5/6 椎弓根内固定融合术。术中出血 1600ml，手术时间 4 小时。术后 5 天出院。术后疼痛较前缓解，双下肢肌力 V 级，恢复行走功能（图 10-3）。

　　术后病理报道 "（T4 椎体内软组织）纤维结缔组织中可见腺癌浸润，结合免疫组化结果及病史，符合乳腺癌骨转移"。免疫组化结果：CK7（+），ER（20%，2+），ki-67（＜5% 细胞阳性），Mammaglobin（-），PR（-），AR（+ 约 80%），GCDFP-15（少数细胞 +），HER2（1+），p53（-）"（图 10-4）。

　　术后 1 个月转入肿瘤内科及放疗科治疗，目前 6 次住院。行乳腺癌原发灶与残余转移灶

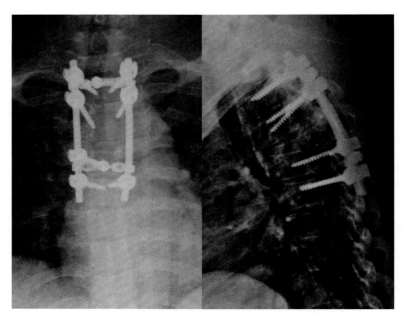

图 10-3 患者术后 X 线片

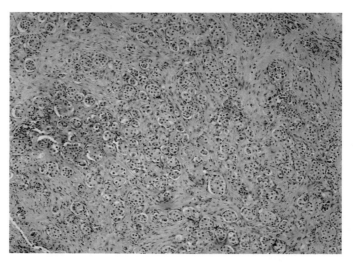

图 10-4 第一次病理回报图中示纤维结缔组织内癌细胞呈腺样及团索状浸润，细胞呈圆形或卵圆形，胞质较丰富，嗜酸性，细胞核规则一致，可见核仁。HE：20×10

放化疗治疗。入院诊断为：①左乳恶性肿瘤 T2NxM1 stage IV；②多发骨转移；③ T4 椎体压缩性骨折减压术后。诊疗目标：①完善乳腺癌化疗前原发灶检查及病理活检；②结束 4 周期 AC/EC 方案（多柔比星 + 环磷酰胺 / 表柔比星 + 环磷酰胺）治疗；③开始单药 TXT 方案（多西紫杉醇）2 周期治疗。

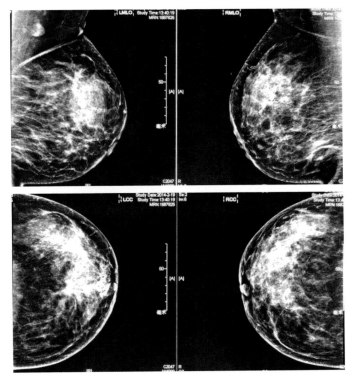

图 10-5 左侧乳腺钼靶摄影图（MLO 位与 CC 位）

乳腺钼靶摄影：双侧乳腺呈多量腺体型；左侧乳腺中央区、外上限可见致密影及簇状钙化点，双侧腋下肿大淋巴结；BI-RADS（图 10-5）。

患者行乳腺 B 超，回报"左乳实性占位性病变——考虑左乳浸润性导管癌，左侧腋下多发肿大淋巴结——考虑淋巴结转移癌，右乳多发囊性小结节——囊性增生"。行左乳腺病理活检回报"浸润性乳腺癌"。

第一次入院化疗，留置经外周插管的中心静脉导管（PICC）管，给予 EC 方案化疗，21 天为一周期；具体方案为 EPI 70mg d1，80mg d2+ CTX 1.2g d1；化疗后给予唑来膦酸输注，重组人粒细胞集落刺激因子（G-CSF）200µg 支持治疗。2 周期结束后评价疗效为病灶无明显变化（SDa）。第四次治疗后的评价为部分缓解（PR）。4 周期 EC 方案已结束，继续序贯化疗。第五次入院，治疗方案为 TXT 150mg d1/q21d×4 周期的第 1 周期化疗。TXT 方案进行 2 周期。患者住院化疗期间持续行血常规、肿瘤标记物及激素水平监测，并根据病情行对症治疗。

患者曾于术后 6 个月及 12 个月两次行 PET-CT 检查（图 10-6），未发现新的骨转移灶，但是发现乳腺复发病灶，于我院肿瘤内科更改化疗方案，已行 4 周期化疗。术后 18 个月随访，神经功能良好，Frankel E。患者长时间站立后，出现肩胛间区不适。

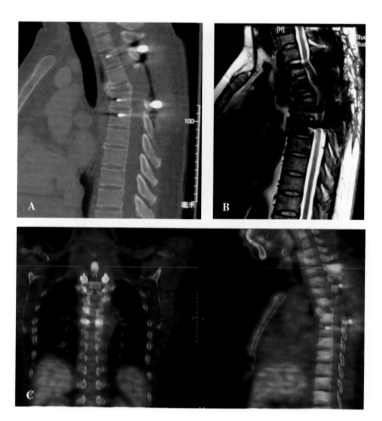

图 10-6 术后 12 个月复查影像学资料。A. CT 矢状面显示病灶成骨；B.MRI 矢状面显示未见脊髓受压；C、D. PET-CT 显示 T4 病灶未见放射性浓聚

总 结

1. 一般情况下，乳腺癌及其转移癌患者生存期较长，且乳腺癌及转移灶的放化疗、激素治疗效果较好。

2. 绝大多数乳腺转移瘤无需骨科治疗。脊柱外科一般仅需姑息手术，解除脊髓压迫、重建脊柱稳定性。Tomita 倡导的全脊椎切除（TES）的必要性值得商榷。对于特殊类型肿瘤（乳腺肉瘤、对放化疗不敏感的肿瘤），值得彻底切除。

3. 肿瘤内科（梁莉）：患者术后行 4 周期 AC/EC 方案（多柔比星 + 环磷酰胺 / 表柔比星 + 环磷酰胺）治疗，之后单药 TXT 方案（多西紫杉醇）治疗 4 周期。

4. 乳腺外科（赵红梅）：对于初始诊断即有转移的乳腺癌——乳腺癌Ⅳ期，治疗主要是全身治疗，依据病理结果可行化疗或内分泌治疗等。是否行乳腺原发病灶的切除目前尚无定论，部分文献报道对于初始诊断的Ⅳ期乳腺癌，切除原发病灶并不能延长患者的总生存期。也有文献报道对于全身治疗效果好的患者，切除原发病灶可以改善患者的生活质量，防止病变破溃，甚至延长生存期。

5. 放疗原则（孟娜）：首先解决脊柱稳定性问题和（或）严重神经损害问题后，第二步完成全身化疗。目前乳腺肿物已缩小，准备进行内分泌治疗。此时可同时给予放疗。患者脊柱多发转移，在放疗体位允许的条件下，同时对多个病变进行治疗。放疗剂量选择：椎体30Gy/10f，椎体病变处提升放疗剂量至40Gy/10f。

（整理：欧阳汉强　姜　亮）

病 例 11

（63 岁　下肢瘫　T4 前列腺癌转移）

63 岁男性，胸背部疼痛 2 个月，双下肢瘫痪 3 周。

外院前列腺 MRI 考虑前列腺癌包膜外侵和精囊和膀胱，PSA > 100 μg/L。于外院诊断为"T4 转移瘤，前列腺癌？"；给予激素、脱水、神经营养等治疗。因其双下肢神经功能进行性加重，当地泌尿科来不及给予相应的治疗，转来我院（图 11-1）。

体格检查：胸 4 椎体棘突压痛，深叩痛；剑突水平以下皮肤针刺觉减退，肛周感觉存在，双下肢肌力 0 级，肛周双膝反射活跃，Babinski 征（＋）。Frankel 分级 B 级。

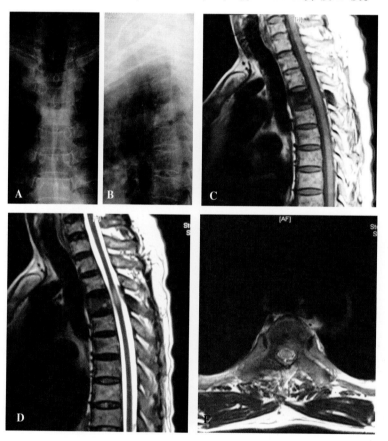

图 11-1　A、B. 正、侧位 X 线片可见 T4 椎体骨密度不均匀增高，未见明显骨质破坏。C~E. MRI（矢状面、横断面）显示 T4 椎体及异常信号，椎管内相应水平椎管狭窄，脊髓受压不明显，内可见梭形高信号影，考虑转移癌可能性大

PET-CT（图 11-2）显示前列腺双侧外围带代谢明显增高，盆腔多发代谢轻度增高淋巴结，考虑前列腺癌可能性大，伴盆腔淋巴结转移；T4 椎体（SUVmax 3.9）、右侧髂骨骨转移；T7、T12 椎体多发结节，代谢明显增高（SUVmax 3.7），性质待定；建议活检以除外恶性病变可能。

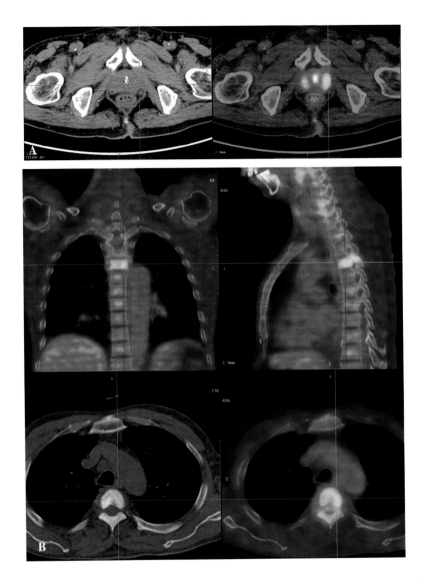

图 11-2 PET- CT。A. T4 放射性浓聚，T4 椎体的骨质密度增高；B. PET- CT 示前列腺外周带放射性浓聚

第一阶段讨论重点

1. 目前的诊断？
2. 下一步治疗方式选择？

第一阶段讨论精要

1. 泌尿科（侯小飞）：患者的 PSA > 100 μg/L，病变累及精囊、膀胱、淋巴结、髂骨、胸椎，可以确诊前列腺癌转移，为 T4N1-2M1。针对原发灶可以采用保守治疗（抗雄药物），但承重骨骨转移伴有骨折风险、已伴有严重神经损害，为提高生活质量和避免神经压迫加重引发严重并发症，建议骨科治疗。

2. 影像学（张立华）：老年男性患者，有前列腺癌病史。T1WI 和 T2WI 上 T4 椎体均呈低信号，符合前列腺癌成骨转移特点。此例特殊之处在于 T4 水平脊髓水肿明显，但相应水平椎管狭窄不算明显，结合手术及影像学表现分析可能与相应水平硬膜外血管回流障碍相关，导致脊髓缺血改变，相对少见。此例遗憾之处——未进行增强检查明确相应水平硬膜外情况。

3. 核医学（李欣欣）：此例患者的 PET-CT 为比较典型的前列腺癌骨转移图像，位于前列腺外周带的原发恶性病变及多发成骨性转移病变均表现为代谢活跃灶。值得注意的是：如果前列腺未表现出代谢活跃灶，不能除外前列腺癌的诊断，需结合病史及 MR 的影像结果；成骨性的骨转移也有可能会表现为低代谢病灶，诊断依靠 CT 影像，必要时可以做核素全身骨扫描来明确诊断。

4. 骨科（吴奉梁）：①诊断：前列腺癌，多发转移（淋巴结、骨骼），T4 病情进展，截瘫，Frankel B。②Tomita 评分，前列腺癌 1 分 + 多发骨转移（右侧髂骨 + 脊柱 T4、T7、T12）2 分，主要脏器无转移（0 分），总分 3 分；预计生存期 1~2 年。③影像学上，压迫不算严重，但患者脊髓损害严重，两者不符；其脊髓内的高信号应该是缺血的表现，推测原因为肿物压迫脊髓前中央血管，影响脊髓血液供应。④保守治疗近 4 周，神经功能进行性下降；成骨性病灶，没有骨折风险。⑤从骨科的角度，建议尽早手术处理——解除脊髓压迫，需切除椎弓根内壁及关节突关节，辅以椎弓根固定，维持脊柱稳定性。

5. 骨科手术指征：①预计存活期 >3 个月；②体能状态良好；③术后能改善患者的生活质量，有助于接受放化疗和护理；④已出现或即将出现病理骨折、脊髓损害严重（肌力 ≤ 3 级）或进展迅速者。

6. 肿瘤内科（梁莉）：有脊髓压迫的症状，影像学检查显示脊髓压迫、前列腺占位性病变，肿瘤标志物 PSA 明显增高，首先考虑为前列腺癌所致骨转移，如果能有病理诊断更确切。但对有脊髓压迫症状的患者来说，首先要解决的是解除压迫，恢复脊髓功能，时间窗较短，如等待活检结果再进行治疗，可能贻误挽救脊髓功能的时机。对于晚期前列腺癌来说，内分泌治疗也是极其重要的一部分。我们对前列腺癌伴脊柱转移的治疗经验是：（药物）去势治疗 + 抗雄激素治疗 + 局部外放疗。按照这种治疗方法，患者生存时间可以在 5 年以上。

7. 放疗科（孟娜）：依据患者影像学表现及 PSA 升高，前列腺癌骨转移诊断基本明确。前列腺癌成骨性及溶骨性骨转移均对放疗敏感，局部控制及疼痛缓解可达到 80%~90%。但此患者已经出现神经压迫症状，导致下肢功能障碍，故建议先行手术减压。

讨论建议

1. 首选姑息减压手术，辅以内固定。减压范围：背侧 T3 椎板下缘 1/2、T4 椎板 + 右侧椎弓根内壁、T5 椎板上缘 1/2；
2. 术后雄激素药物去势治疗（ADT）；
3. T4 局部辅以放疗（3D 适形 / 调强放疗）；
4. 长期的新辅助 / 联合 / 辅助 ADT（2~3 年）。

第二节段诊疗过程

术中出血 400ml，手术时间 180 分钟。切除了 T4 椎管后壁（椎板 + 椎弓根内壁 + 关节突）及相邻椎板（图 11-3）。术中见硬膜囊背侧静脉丛异常粗大、渗血汹涌，韧带样的肿物环形包裹硬膜囊。切除硬膜外肿物。

术后下肢神经功能改善：术后一周感觉平面明显下移，右下肢关键肌肌力 1~2 级，左下肢关键肌肌力 2~3 级。

病理科（杨邵敏）：骨的转移癌一般容易诊断，但判断原发部位有时较为困难，原因在于转移癌通常分化较差。常见的原发部位是前列腺、乳腺、肺等。需结合病史并进行免疫组化染色辅助诊断。此例转移癌分化较差，但前列腺癌诊断明确，且免疫组化 PSA 阳性，支持原发于前列腺（图 11-4）。

术后患者内分泌治疗 2 个月时，PET-CT 检查显示 T4 骨质未见放射性浓聚（图 11-5）。

术后 12 个月随访，患者可以独立行走十几步，日常扶拐行走敏捷，Frankel D3。

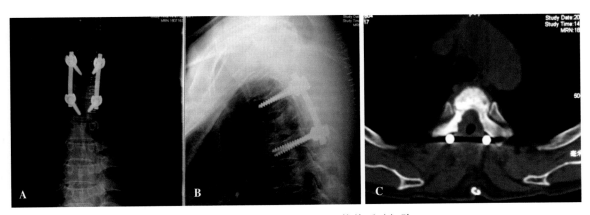

图 11-3 术后正侧位 X 线片（A、B）及 CT 横断面（C），显示椎体后壁切除

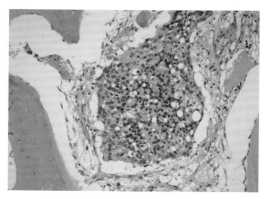

图 11-4 术后病理：(胸4椎体) 形态及免疫组化结果比较支持前列腺癌骨转移。免疫组化：34βE12 (−)，CD20 (−)，CD5/6 (−)，CK7 (−)，CK8/18 (+)，P504S (+)，PSA (+)

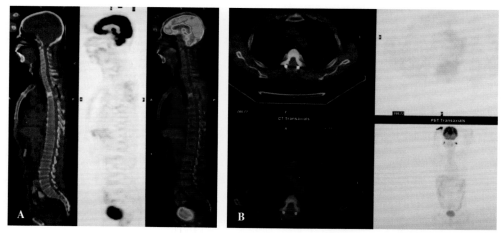

图 11-5 术后2个月 PET-CT，内分泌治疗后。A. 矢状面；B. 横断面。T4骨质破坏未见放射性浓聚

总　结

1. 前列腺癌脊柱转移患者的肿瘤生长速度慢，对药物治疗及放疗均敏感。

2. 脊柱转移性病变的脊柱外科治疗指征：顽固性疼痛、脊柱不稳、神经功能损害严重或进展迅速。

3. 脊柱外科治疗：在积极控制原发病的基础上，选择局部减压或稳定的姑息手术，缓解患者的症状，提高患者的生活质量。

相关内容详见"延伸阅读"第二十四节

（整理：吴奉梁　姜　亮）

病 例 12

（61 岁　肺癌放化疗后　T11 病变）

女性，61 岁。1 年半前因背痛于外院诊断"肺癌、T11 骨转移"。PET-CT 显示"左肺下叶后基底段支气管开口部位中心型肺癌，合并肿瘤周围部分阻塞性炎症；T11 椎体溶骨性转移瘤；未见淋巴结转移。右肺上叶尖段胸膜下类结节病灶，早期肺泡癌？"。

在没有病理检查结果的情况下，外院就给予治疗：全身治疗给予靶向药物（特罗凯）；局部（T11 和肺部病变）给予放疗。放疗后病情平稳，症状缓解（图 12-1）。注意：放疗后 T11 椎体转移灶好转，表现为成骨，而椎板骨质大致正常。

放疗后 16 个月出现背痛复发，放疗后 18 个月自觉下肢无力，住入我院骨科。

特殊情况：患者的姐姐也患肺癌，且在诊断肺癌后 6 个月死于肺癌转移。患者对"肺癌"极其恐惧。家属要求医院不告知患者"肺癌"，避免患者出现精神崩溃。

查体：无明显神经损害体征，下肢肌力 V 级。影像学检查（图 12-2~ 图 12-5）发现 T11椎体及椎弓根仍为成骨表现，但椎板变为溶骨性破坏；病变突入椎管，脊髓严重受压。PET-CT 显示病灶主要位于 T11 椎板与棘突（SUVmax 7.7），椎体及椎弓根未见明显放射性摄取；左侧肩峰及左股骨上段代谢活跃，考虑转移可能性大。

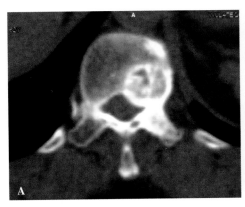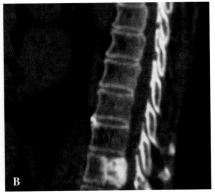

图 12-1　放疗后 12 个月随访的 CT 横断面与矢状面，显示放疗及靶向治疗之后的改变。T11 椎体左后部及左侧椎弓根成骨表现（原为膨胀性溶骨病灶）。注意椎板骨质大致正常

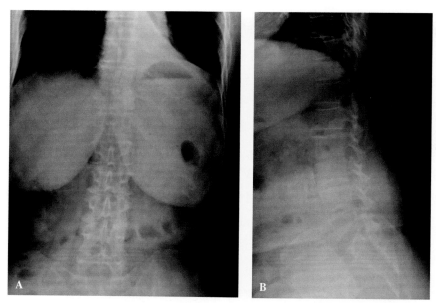

图 12-2 放疗后 18 个月的正、侧位 X 线片，显示 T11 骨质密度不均匀增高

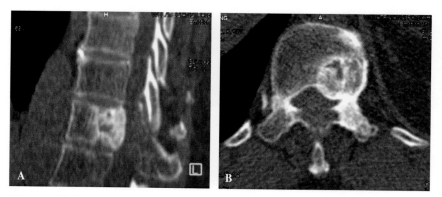

图 12-3 放疗后 18 个月的 CT 横断面与矢状面，显示 T11 椎板骨质破坏，椎体及椎弓根仍为成骨表现

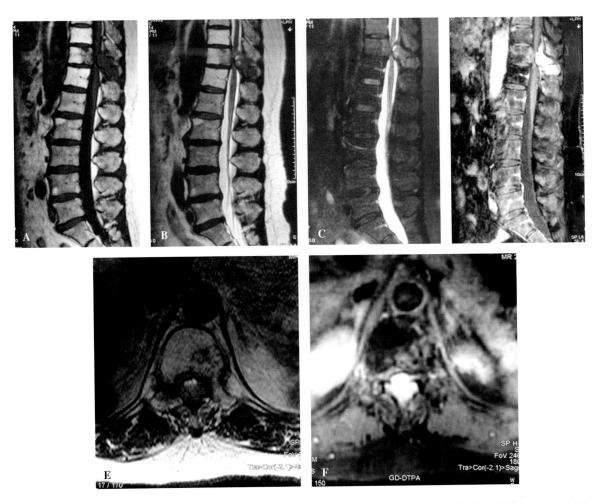

图 12-4 放疗后 18 个月的 MRI 矢状面与横断面。A~D. 矢状面 MRI（T1WI、T2WI、抑脂、增强）；E、F. MRI 横断面（T2WI、增强）。T11 左侧椎体及椎弓根肿瘤放疗后得到控制，但椎板病变突入椎管，硬膜囊与脊髓严重受压

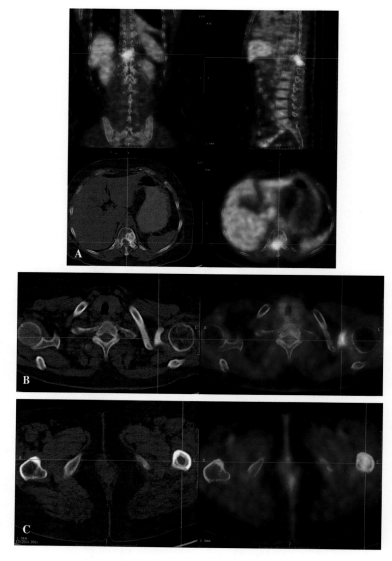

图 12-5　放疗后 18 个月的 PET-CT。A. 病灶主要位于 T11 椎板与棘突，相应水平硬膜囊受压，放射性摄取增高（SUVmax 7.7）；椎体及椎弓根未见明显放射性摄取。B、C. 左侧肩峰及左股骨上段代谢活跃，考虑转移可能性大

第一阶段讨论重点

1. 放疗后好转 1 年，加重原因？能否再次放疗？

2. 没有病理结果，已经使用靶向治疗。目前肿瘤复发，新化疗方案？

3. 严重脊髓受压，处理方法？

第一阶段讨论精要

1. 诊断：肺癌转移、T11 转移癌、椎管内肿物、Frankel D、放疗后、化疗后。病变为溶骨性病变，部位是 T11 椎板及棘突、椎管内软组织肿块。骨科的主要问题是椎管内肿块巨大、神经功能损害轻微。

2. Tomita 评分：肺癌 4 分 + 多发骨转移 2 分 + 内脏转移 0 分 = 总分 6 分。

3. 此患者在没有病理诊断的情况下，就开展治疗（化疗 + 放疗），是不规范的；但效果满意。理论上，肺癌出现脊柱转移的平均存活期 6~8 个月，靶向治疗有效时患者生存期 2~3 年，此患者已随访 18 个月。

4. 放射科（张立华）：结合患者病史，比较符合骨转移的特点，边界不清的成骨。

5. 核医学（李欣欣）：PET-CT 显示全身骨多发病变，符合转移瘤表现，并且可以清楚地显示 T11 椎管内的高代谢病变及范围。

6. 放疗科（江萍）：之前的放疗疗效应该算满意，T11 的椎体局部病灶由溶骨性破坏变为成骨性，且局部控制满意达 16 个月。考虑放疗后残留的肿瘤复发，这种情况比较常见；目前肿瘤紧邻脊髓，再次放疗存在脊髓损伤风险。

7. 肿瘤内科（梁莉）：患者初次使用了靶向药物表皮生长因子受体酪氨酸激酶抑制剂（EGFR-TKI）治疗，且疗效很好；缺点是没有病理结果，没有基因检测。目前临床研究表明，EGFR-TKI 对 EGFR 活性突变的肺癌有效，其有效率可达 70%；在 EGFR 状态不明的国人中，50% 的肺腺癌患者对 EGFR-TKI 敏感。患者在接受靶向治疗期间出现了疾病进展，提示对原有 EGFR-TKI 耐药，此次解决局部问题后，应根据目前病理结果，采用相应的治疗措施。

8. 骨科（姜亮）：①外院既往的保守治疗疗效满意（靶向治疗 + 局部放疗）。绝大多数脊柱转移瘤无需手术，放化疗效果很好。②在使用靶向治疗的情况下，患者病情恶化、病灶进展较快（6 个月内出现），如果药物治疗无效，可能全身情况会急转直下。③此患者压迫严重，症状相对轻微，神经功能可能会迅速恶化。手术的优点是减压充分，缺点是手术风险较大、并发症较多，且延误化疗与放疗至少 3~4 周。病灶局限，可彻底切除，范围是棘突、双侧椎板、双侧椎弓根、双侧关节突；辅以内固定。

讨论建议

T11 附件肿物切除，T9/10 ~ T12/L1 椎弓根螺钉内固定术。术后根据病理结果，调整化疗方案。

手术时间 3 小时，出血量 300ml。术后症状缓解。术后影像见图 12-6。

术后病理：（T11 椎体）送检骨组织内见中分化腺癌浸润，部分呈乳头状腺癌结构（图 12-7）。免疫组化结果显示 ALK（-），Napsin A（+），TTF-1（+）。组织学形态结合免疫组化结果，符合肺腺癌转移。

术后 5 个月复查，发现腰椎多发转移，症状不重未予处理（因为家属向患者隐瞒肺癌转移的病情，因此延误了治疗）。此后疼痛症状复发，逐渐加重。术后 10 个月就诊当地医院并开始放疗，放疗后疼痛症状缓解明显。

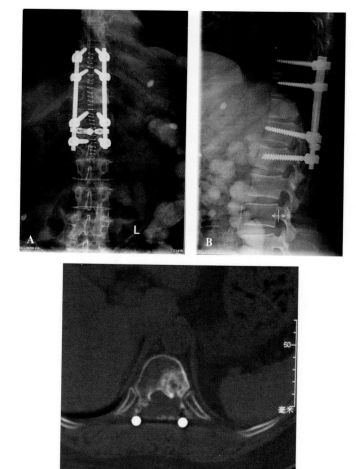

图 12-6 A、B. 术后正、侧位 X 线片；C 术后 CT 横断面（椎板转移瘤切除，椎体内成骨为首次转移瘤放疗后改变）

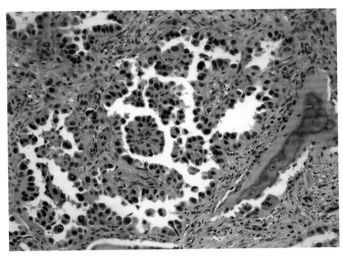

图 12-7 术后病理。骨小梁间中分化乳头状腺癌浸润

总　结

1. 一般情况下，肺癌转移癌患者生存期较短，平均 6~8 个月。此患者已存活 29 个月。化疗可明显延长患者生存期，如果靶向治疗有效，则疗效更佳。

2. 病理科（杨邵敏）：肺癌骨转移以腺癌多见，而且多为分化差的低分化或中-低分化腺癌，因此病理学单纯依靠常规形态经常难以判断转移癌的原发部位，需要结合免疫组化染色和临床情况综合分析。肺腺癌的免疫组化标记主要是 TTF1 和 NapsinA。该患者转移癌主要为中分化，可能与生存期较长有关。此外，转移性肺腺癌应进行 EGFR 基因突变、ALK 表达等基因检测，有助于判断预后及靶向治疗药物的选择。

3. 内科治疗原则（梁莉）：对于晚期肺癌来说，如果组织病理学诊断为肺腺癌，需要进一步进行基因检测，如 EGFR、EML4-ALK、ROS1、c-Met 等。如果存在基因突变 / 扩增，则考虑相应的靶向治疗，中位生存期可达 3 年左右；如果没有检测到上述基因异常，则给予化疗 ± 抗血管生成治疗（如培美曲塞 + 贝伐单抗方案），中位生存时间接近 2 年。对于肺癌骨转移的患者来说，多数情况下，是持重部位骨骼出现转移，须进行局部处理，如放疗或手术治疗。如果可应用靶向药物，局部处理与靶向治疗可同时进行。如果需要化疗，则在局部治疗完成之后再进行。

4. 放疗科（孟娜）：脊柱转移瘤放疗疗效已获得肯定，但此例的放疗剂量不够。约 15% 患者会出现放疗后复发，如复发，可再次放疗。由于初次治疗时脊髓已经接受过一定放疗剂量，需注意应最大程度地减少脊髓的再次受量。对于脊髓压迫严重者，手术切除也是合理的治疗方案。

5. 绝大多数情况下，仅需保守治疗。如果出现脊髓严重受压、压缩骨折等问题，才需骨科手术干预。

6. 患者知情权：国内情况是，转移瘤患者的家属了解病情，代替患者做主决定命运。而患者本人却被"好心"地隐瞒病情，无法对自己的生命做出合适的抉择。目前的治疗选择很多，各有利弊，花费差异大，往往需要患者和家属商议，做出抉择。医生的职责是清晰地告诉患者和家属各种治疗方法的预后与利弊，让他们做出对于自己最合适的选择。其实患者与家属往往是双方都知道真相，却相互隐瞒，病情真相就像"一层窗户纸"，双方都不捅破。如果患者不知情，家属往往无法向患者解释"为何需要各种的检查与治疗"，导致延误治疗。本例就是这种情况。作为医生，应该鼓励患者家属告知患者实情（至少是大部分实情），才能有利于全身治疗。

相关内容详见书后"延伸阅读"第二十二节

（整理：党 礴 姜 亮）

病 例 13

（71 岁　肾切除术后　T12 病变）

男性，71 岁。3 年前诊断为肾癌，行肾切除术。术后发现 T12 转移，行 PET-CT 检查，诊断为单发肾癌脊柱转移。就诊于我院门诊，建议彻底切除。患者担心手术风险，在当地医院进行椎体成形术（图 13-1），因术后疼痛缓解不满意，辅以胸椎病灶普通放疗（40Gy）。

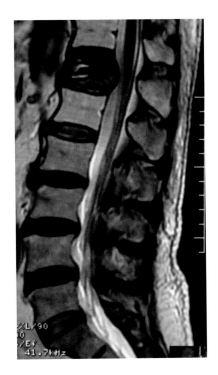

图 13-1　外院病椎椎体成形术后 1 年的 MRI，可见骨水泥。脊髓圆锥轻度受压

1 年后出现 T11 肋骨转移，在当地医院行 T11 肋骨病灶放射性粒子植入术。术后并发肠瘘，于其他医院行肠道造瘘，9 个月前行肠瘘还纳。

6 个月前再次出现胸背痛，逐步进展为双侧下肢麻木、无力。2 个月来，胸背痛恶化，夜间无法睡眠，下肢无力，需坐轮椅。影像学显示 T12 病情进展（图 13-2）。入院时，VAS 评分 6 分。入院体格检查：双侧腹股沟以下针刺觉减退，双侧下肢髂腰肌以下肌力 Ⅳ 级。

入院后 PET-CT（图 13-3）显示：右侧第 11 肋骨（SUVmax 4.2）、T12 胸椎（SUVmax 6.6）转移灶。右侧第 11 肋骨术后、局部胸壁代谢活跃，考虑术后改变。双肺多发小结节（SUVmax 5.5），考虑转移瘤可能。

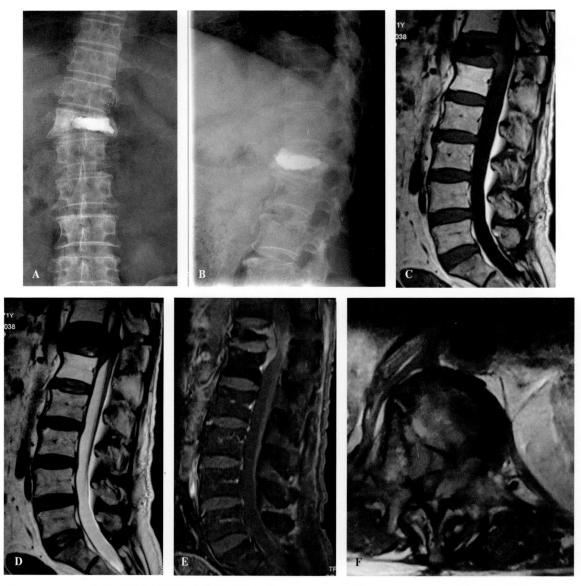

图 13-2 A、B. 术前 X 线片显示 T12 椎体成形术后；C~F. MRI 矢状面（T1、T2、抑脂像）与横断面显示脊髓圆锥严重受压

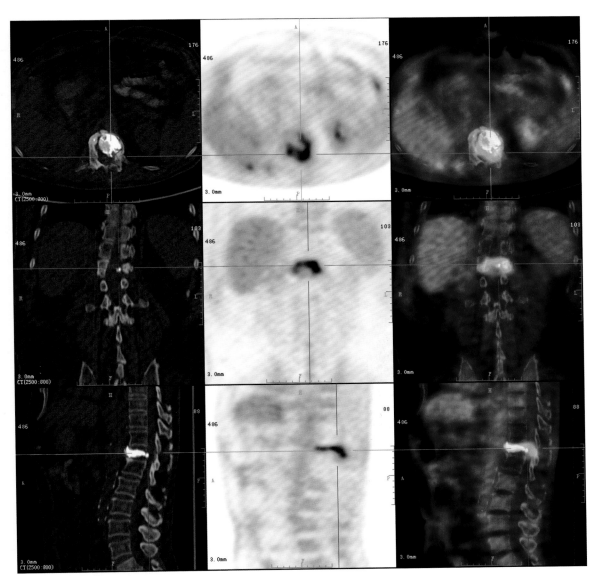

图 13-3 T12 椎体术后，椎体压缩变扁，骨质断裂，左侧椎弓根受累，伴软组织肿块，相应水平椎管狭窄

第一阶段讨论重点

1. 之前的治疗是否恰当？
2. 目前治疗方式选择？

1. 泌尿科（侯小飞）：对于转移性肾癌，尤其是肺、骨转移，应该采用综合治疗。对于原发灶根据患者耐受情况，可根治性切除，多项文献研究表明这可延长存活时间。对根治性肾切除术后出现的肺部、骨骼孤立转移瘤，且体能状态好的患者，可选择外科手术治疗，远期效果良好。对于承重骨骨转移伴有骨折风险的患者推荐手术治疗，可采用预防性内固定术等方法。对于已出现病理性骨折或脊髓压迫症状、但符合下列条件，也推荐手术：①预计存活期＞3个月；②体能状态良好；③术后能改善患者的生活质量，有助于接受放、化疗和护理。

2. 肿瘤内科（梁莉）：出现转移后，肾癌的全身治疗没有进行，是不应当的。目前需明确肾癌的病理类型，如果为透明细胞癌，可以考虑靶向治疗，加用生物治疗。

3. 放疗科（孟娜）：第一次治疗使用了骨水泥填充，之后普通放疗。肾癌对放疗中度敏感，普通放疗（40Gy）仅能起到预防的作用。因肾癌患者生存时间较长，在可能的条件下，需将肿瘤区域进一步提高剂量（调强放疗），可取得更好的疗效。

4. 骨科（姜亮）：①T12转移灶病情进展，不全瘫，Frankel D；②Tomita评分，肾癌2分＋多发骨转移（肋骨＋脊柱）2分＋多发肺转移4分，总分8分，姑息手术；③背部手术区域放疗后，色素沉着，伤口并发症可能性加大。④因圆锥处压迫严重，放疗效果有限。⑤化疗对肾癌疗效欠佳，目前主要使用分子靶向治疗药物——多吉美（甲苯磺酸索拉非尼片）。

5. 第一次手术选择了姑息治疗，比较可惜。肾癌脊柱转移生存期一般1~2年以上，姑息治疗之后，常见局部复发、再转移。孤立肾癌脊柱转移的两种积极的治疗方式：①全脊椎切除术（如Tomita建议的TES），彻底切除转移灶，术后辅以内科治疗，缺点是手术创伤大；②美国MSKCC建议的分离手术（separation operation），彻底切除硬膜囊周边3~5mm的肿瘤（避免放疗时的神经损伤），之后高强度放疗（调强放疗），再辅以内科治疗。

6. 外院治疗中使用了椎体成形术，骨水泥填充可有效提高局部脊柱的稳定性。很多医生介绍骨水泥还可产热使局部温度高达90℃，可杀死肿瘤。团块状骨水泥可能产热较多，但在椎体成形术中难以做到。如果骨水泥能够杀死肿瘤，那么它也能够杀死周边的正常组织，但在临床上未见椎体成形术后明显坏死的现象。究其原因，可能是临床上使用的骨水泥量较少、分布不均，且病灶内湿润、血供丰富。人工关节的实验发现，骨水泥界面温度仅为40~43℃，低于组织蛋白热凝固的温度（47~56℃）。另外，加压注射骨水泥，高压可能导致肿瘤转移，因此有学者建议：先病灶射频消融或者先放疗，再椎体成形。

讨论建议

1. 首选姑息减压手术，辅以内固定。减压范围：背侧 T11 椎板下缘 1/2、T12 椎板、L1 椎板上缘 1/2。如果术中情况许可，则切除双侧椎弓根、切除 T12 椎体背侧 1/3，力求脊髓彻底减压，残留肿瘤距离脊髓 5mm 以上，为下一步放疗提供条件。

2. 术后辅以调强放疗（局部治疗）及靶向治疗（多吉美，全身治疗）。

第二节段诊疗过程

术中出血 800ml，手术时间 200 分钟。切除了椎体的后 1/3。术后下肢功能改善。术后 1 个月已经恢复正常行走（图 13-4）。

目前术后 18 个月，活动好，残留下肢麻木。正在服用多吉美。患者曾经局部放疗 40Gy，且曾经局部粒子植入，因此脊髓已受放疗的剂量无法确切计算，导致新的放疗难以控制剂量。家属未选择局部再次放疗。

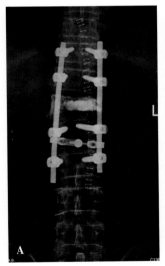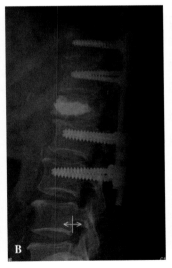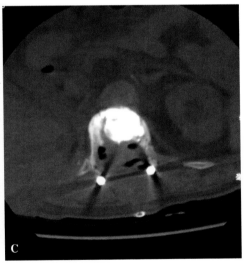

图 13-4 A、B. 术后正、侧位 X 线片；C. 术后 CT 片显示双侧椎弓根内壁切除 + 椎体后壁切除

病理科（杨邵敏）：肾透明细胞癌含有丰富的血窦，易发生骨转移。转移瘤通常胞浆透明，呈实性或片状生长，需要与其他腺癌鉴别。免疫组化染色有助于判断，一般 CK7（＋）、RCC（＋）、CD10（＋）、PAX8（＋）。并且转移性透明细胞癌需要与脊柱原发性脊索瘤鉴别，两者组织学表现有相似性，易误诊，后者 brachury（＋）、S-100（＋）、EMA（＋）、CK（＋）（图 13-5）。

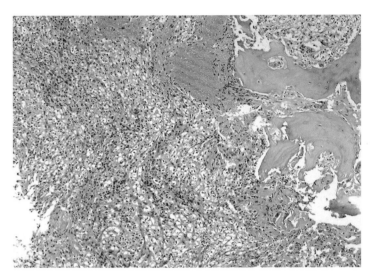

图 13-5 术后病理：骨小梁破坏，巢片状胞浆透明的肿瘤细胞浸润

总 结

1. 肾癌脊柱转移，肿瘤生长速度中等。平均存活期 1~2 年。
2. 肾癌转移对化疗不敏感，建议靶向治疗。
3. 肾癌转移对放疗中度敏感，普通放疗疗效不佳，需提高放疗剂量。
4. 脊柱局部病灶可选择全脊椎切除，或者局部减压（分离手术）结合调强放疗。
5. 单纯骨水泥结合普通放疗常导致局部控制不满意、肿瘤复发。

（整理：吴奉梁 姜 亮）

病例 14

（46岁　双侧下肢疼痛　L3骨质破坏）

女性，46岁。双侧下肢疼痛2个月，加重20天。影像学检查发现两处病变：L3附件及部分椎体骨质破坏、硬膜囊受压；L1椎体血管瘤？（图14-1）

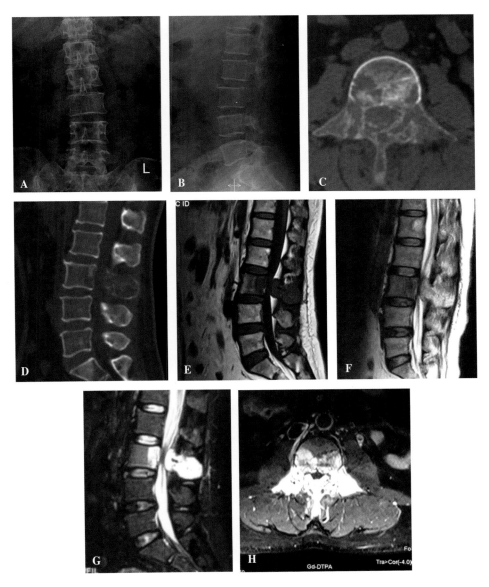

图 14-1 A、B. 正、侧位X线片，正位显示L3椎体、椎弓根及棘突骨质密度减低，侧位显示L3椎弓根膨胀，骨质密度减低。C、D. CT横断面与矢状面重建，显示L3椎体后半、椎弓根、棘突及横突溶骨性破坏，骨破坏区内见残存骨影，椎板轻度膨胀改变，侵入椎管。E. MRI矢状面，T1WI显示椎体后部及膨胀，呈低信号；F. T2WI呈稍高信号；G. T2WI脂肪抑制序列呈明显高信号；H. 增强扫描显示L3椎体后半及呈明显强化，马尾神经受压。L1椎体内类圆形长T2WI短T1WI信号，边界清楚。L3椎体、双侧附件病变；L1椎体血管瘤

第一阶段讨论重点

1. 根据目前的临床、影像学资料，如何考虑初步诊断？
2. 还需要进一步检查吗？

======================= 第一阶段讨论精要 =======================

1. 放射科（张立华）：影像学上病变以 L3 为中心，累及椎体的后半部。CT 横断面与矢状面上可见栅栏样改变。病变周围硬膜外可见软组织肿物，包绕硬膜囊生长，侵入椎管。MRI 增强显示病变血液供应丰富。就其 CT 及 MRI 特点分析主要有两种考虑：首先考虑侵袭性血管瘤，其次浆细胞瘤，这两种疾病其影像表现有相似之处，强化方式也相同。

2. 骨科：溶骨性病变，病变进展较快。从临床及影像角度考虑，不典型的血管瘤或者恶性侵袭性肿瘤可能性大。因为上述两种肿瘤良恶性迥异，治疗方法差异很大。建议穿刺活检，明确病理诊断。

3. 在病理学上，血管瘤属于血管畸形，并非真正意义上的肿瘤，无需彻底切除。L1 为血管瘤（静止性 S1）可能性大，观察即可。

======================= 第一阶段诊疗过程 =======================

我院门诊行 CT 引导下穿刺活检。患者取俯卧位，常规消毒铺巾，1% 利多卡因局部浸润麻醉。左侧椎弓根入路穿刺，8G 骨活检针逐层穿刺入 L3 左侧椎弓根后开始取材，封存椎弓根及椎体中部骨组织标本 1 块，长度 25mm，10% 福尔马林溶液固定（图 14-2）。病理提示：血管瘤（图 14-3）。

第二阶段讨论重点

脊柱血管瘤的治疗原则与方法：放疗？栓塞？椎体成形术？刮除减压？全脊椎切除？

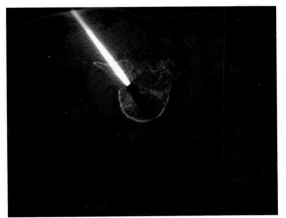

图 14-2　CT 引导下穿刺术中，CT 横断面

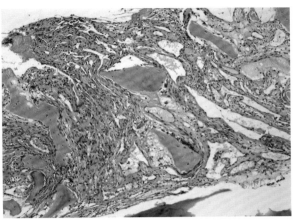

图 14-3　第一次病理：图中示骨小梁之间充满薄壁及厚壁血管，部分血管腔扩张，腔内衬覆单层扁平内皮细胞。HE：10×10

第二阶段讨论精要

1. 血管瘤常见于脊柱，占脊柱原发肿瘤的 2% ~ 3%，尸检发现率约为 11%，绝大多数无症状（Enneking S1，如此例的 L1 病变）。在血管瘤的 S1 病变中，虽然骨小梁的数量减少，但增粗，其力学强度反而增加，无需任何处理。国外文献建议：对于偶然发现、没有症状的脊柱血管瘤，无需影像学复查，观察症状即可。

2. 3.4% 的血管瘤病灶可进展，出现症状，1% 出现神经损害，称为脊柱侵袭性血管瘤（Enneking S3）。因其为良性病变，且进展缓慢，可选择的治疗方法很多。

3. 病理科（杨邵敏）：血管瘤的术中和肉眼观察表现为红色，含血量丰富。需要注意的是：有些其他疾病间质含有丰富的血管，影像学和肉眼观察可能误认为是血管瘤，比如骨母细胞瘤。另外，骨小梁间血管数目增多不一定是血管瘤，有些病变（如骨巨细胞瘤、癌转移）的周边也可出现血管增生、扩张充血，这是周围组织对病变的反应性表现。当穿刺部位靠近周边时，病理上易误诊为血管瘤。因此穿刺病理经常出现血管瘤的误诊或漏诊。

4. 放射治疗（孟娜）：20 年前放射治疗是首选治疗。适应证是有疼痛或轻微神经症状的脊柱血管瘤。放疗剂量为 30 ~ 40Gy，80% 的患者疼痛可完全缓解。放疗仅对 75% 的截瘫患者有效。放疗的问题：①存在脊髓损害可能；②恶变风险（约万分之一）。近年来随着微创技术的发展，放疗在脊柱血管瘤治疗中的地位有所下降。

5. 椎体成形术（PVP）：适用于仅有疼痛、没有神经压迫的病例，约 75% 患者的疼痛可缓解。其作用机制是稳定微小骨折，"逆向栓塞"使得血管瘤体积缩小、甚至坏死。其缺点是：①不能直接消除血管瘤和去除脊髓压迫；②骨水泥外漏到椎管内或椎间孔，可并发脊髓或神经损害，因而已有严重神经功能损害的血管瘤患者不推荐首选PVP，可在减压术中联合使用，目的是减少术中出血。

6. 无水乙醇注射：国外部分学者报道有效。但按国内规定，体内使用属于违规。病椎注射无水乙醇可有效缓解脊柱血管瘤的疼痛，甚至可改善神经压迫症状，有效率高达85%。其并发症包括渗漏（类似PVP，发生率25%）、椎体崩解（病理性骨折，注射总剂量>30ml时）、神经损害（如Brown-Sequard综合征）。

7. 血管栓塞术：可造成血管瘤闭塞、坏死、钙化从而达到缓解疼痛的目的。目前不单独用于血管瘤，可用于血管瘤术前，目的是减少术中出血、降低手术风险。其主要并发症是脊髓缺血。

8. 手术治疗：尤其适用于神经损害严重或脊髓受压者。日本的Tomita建议彻底的整块切除，意大利的Boriani认为解决症状即可，无需彻底切除。血管瘤是畸形，即便临床上表现为侵袭性（骨皮质破坏、软组织肿块），病理学上仍没有肿瘤细胞。如果神经功能损害主要来源于骨性压迫（此例为骨性压迫），首选手术；如主要来源于软组织肿块，PVP、放疗、栓塞也可有效。

讨论建议

1. 诊断明确，侵袭性脊柱血管瘤。

2. 首选手术切除。神经损害的压迫主要来源于背侧的椎板膨胀（骨性），其次是腹侧椎管内的肿块（软性）。放疗及PVP无法解决骨性压迫，因此选择手术治疗。无需彻底切除，故选择姑息切除。因肿物主要位于附件，术前辅以栓塞，术中减压前使用PVP，以减少手术中的出血。

第二阶段诊疗过程

患者术前12小时在血管介入科行血管栓塞。术中先L2/4置入椎弓根螺钉；接着切除L2椎板下缘及L4椎板上缘，显露正常的硬膜囊；再经L3双侧椎弓根行PVP，因椎体后壁欠完整，为了避免渗漏，骨水泥主要填充在椎体的前缘；再切除双侧L3椎弓根内缘，显露后纵韧带；双极电凝处理椎体后壁、两侧残留骨质。

术后病理显示：海绵状血管瘤伴血栓形成及机化反应。

术后随访12个月，患者无不适，症状完全缓解。影像学检查未见血管瘤复发（图14-4）。术后复查增强CT，病灶内未见明显增强。如仍旧病灶内存在异常血供，则需辅以放疗。

总 结

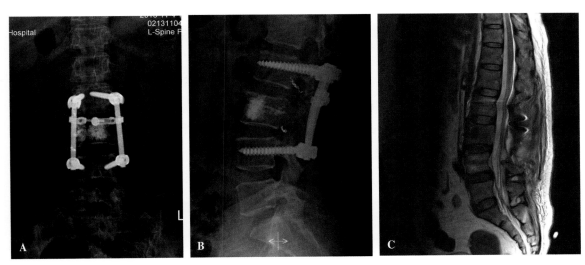

图 14-4 A、B. 术后正、侧位 X 线片，可见 L3 椎体中的骨水泥（PVP）与两侧的弹簧圈（栓塞）；C. 术后 MRI

1. 此患者最终病理诊断为海绵状血管瘤。回过头来看，临床与影像符合侵袭性血管瘤，但不典型。肿物以椎弓根为中心，而非常见的以椎体为中心；病灶中未见典型的栅栏样或蜂巢样改变。

2. 患者的神经损害来源于两种因素：椎板膨胀导致的骨性压迫和腹侧软组织肿瘤导致的软性压迫。如果单纯为软性压迫，且神经损害症状不重，也可先尝试 PVP 或放疗。

3. 血管瘤是血管畸形，无需彻底切除。手术减压辅以放疗及 PVP，可有效缓解神经损害，减少手术并发症。

相关内容详见书后"延伸阅读"第十七节

（整理：姜 亮）

病 例 15

（46 岁　腰痛　L2 骨质破坏）

女性，46 岁，腰痛 4 个月，加重伴活动受限 1 月余。患者 4 个月前无明显诱因出现腰痛，呈阵发性，活动后加重，偶伴左下肢麻木不适。1 个月前会议中久坐后腰痛突然加重，只能平卧。影像学检查显示 L2 椎体骨质破坏（图 15-1）。予止痛治疗，效果不佳。无毒物及放射线接触史。

查体：发育正常，被动体位，无贫血貌，心肺无异常。腹部无异常。被动卧位。L2 椎体棘突叩击痛阳性，无放射痛。左脐部水平以下针刺觉减退，位置觉正常。四肢肌力 V 级。生理反射正常，病理反应未引出。Frankel 分级 D3 级。

外院全身骨扫描：L2 椎体退变，骨髓其他部位未见异常病灶。考虑：骨巨细胞瘤可能性大。

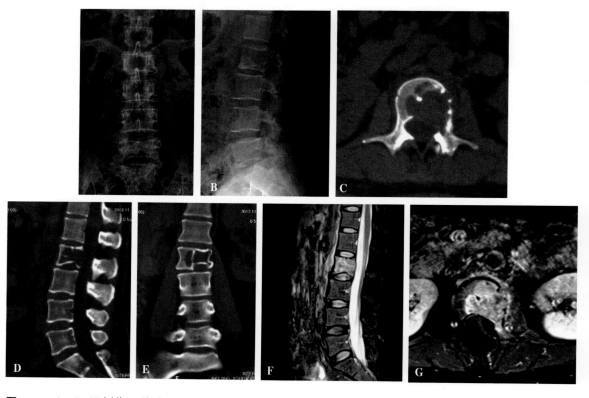

图 15-1　A、B. 正侧位 X 线片显示 L2 椎体可见边界不清的溶骨性骨破坏。C.CT 横断面显示 L2 椎体溶骨性破坏，肿瘤突破椎体左侧骨皮质，椎旁见少许软组织影；肿瘤向后生长，突破椎体后缘进入椎管内。D、E. 矢状面与冠状面 CT 显示 L2 椎体轻度压缩，内可见残存的骨棘。F. 矢状位 T2WI 脂肪抑制序列显示 L2 椎体呈高信号；G. 脂肪抑制的 T1WI 增强扫描轴位显示 L2 椎体及左侧椎弓根呈中等程度强化，椎旁软组织亦可见强化

第一阶段讨论重点

单发脊柱病灶，是否还需要进一步检查？如何诊断？

第一阶段讨论精要

1. 影像学检查提示恶性病变可能性大，但无法确诊是哪一种疾患。

2. 放射科（张立华）：就目前检查资料而言，病灶表现为 L2 椎体呈轻度膨胀性、溶骨性骨破坏，内见残存骨棘，主要考虑骨巨细胞瘤、浆细胞瘤、转移瘤。骨巨细胞瘤的骨质膨胀性破坏程度较浆细胞要明显，更容易突破周围骨皮质形成椎旁软组织肿块。对应单发脊柱病灶，需进行进一步检查，全脊柱（whole spine）MRI 或 PET-CT。

讨论建议：

1. CT 引导下活检；
2. 绝对卧床休息，避免骨折。

第一阶段诊疗过程

放射科（柳晨）：我院住院行 CT 引导下活检。患者取俯卧位，常规消毒铺巾，1% 利多卡因局部浸润麻醉。左侧椎弓根入路穿刺，8G 骨活检针逐层穿刺入 L2 左侧椎弓根，拔出针芯，导入 16G 穿刺活检枪取材病变区域软组织标本 2 块，长度约 10mm、15mm，10% 福尔马林溶液固定。调整方向后向足侧继续穿刺进针，取材 L2 椎体近下缘终板处骨组织标本 2 块，长度分别为 5mm、10mm，10% 福尔马林溶液固定。

病理回报显示：（腰 2 椎体）浆细胞瘤（图 15-2），请结合临床除外多发性骨髓瘤。免疫组化结果：CD138+，C38+，λ-，κ+，ki67 约 5%+，CD20（部分细胞 +），CD3（部分细胞 +），CK 混-。

第二阶段讨论重点

1. 该患者的诊断？是否还需要其他检查？
2. 治疗方法：手术（骨水泥、彻底切除、姑息手术）？还是放疗、化疗？

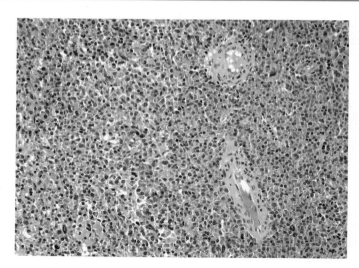

图 15-2 活检病理：大量浆样细胞增生聚集。胞浆较丰富，核偏位

第二阶段讨论精要

1. 骨髓瘤分为多发骨髓瘤（治疗以化疗为主）和单发的浆细胞瘤（以放疗为主）。

2. 如果是骨髓瘤以保守治疗为主，如果是骨巨细胞瘤，以手术切除为主。此例体现出穿刺活检的重要性。

3. 目前的检查欠充分，还需要 PET-CT 或脊柱与骨盆的 MRI、血液检查（抽血化验与骨髓穿刺活检），以便进一步明确诊断、分期以决定治疗方案。

第二阶段诊疗过程

1. 血液科常规检查（刘彦）。①血常规：RBC 6.2×10^{12}/L，Hb 127g/L，PLT 284×10^9/L，ESR 43mm/h；肝肾功能正常，凝血正常，尿常规正常；②血轻链：κ 1050mg/dl；λ 470mg/dl；免疫球蛋白：IgG 14（6.94~16.1）g/L、IgA 2.81（0.7~3.8）g/L、IgM 0.82（0.6~2.63）g/L、IgE 8.39（0~100）g/L；24 小时尿蛋白定量 205（0~150）mg/24h；免疫球蛋白固定电泳：IgG 单克隆带；κ 单克隆带；β2 微球蛋白 1.52ng/L，钠尿肽 26.23pg/ml（正常值 0~125pg/ml），ASO 156（< 125），CRP 0.24（0~0.8）。③髂骨骨髓穿刺涂片浆细胞小于 5%，骨活检未见异常。

2. 全身 PET–CT 检查（李欣欣）：L2 及坐骨骨质破坏，伴代谢活跃，符合骨髓瘤表现，余骨未见明显异常。L2 椎体及左侧局部骨质破坏，内见软组织密度影，呈轻度放射性摄取，SUVmax 2.5；受累骨质局部皮质中断，伴放射性浓聚，SUVmax 4.1；左侧坐骨见低密度影，轻度放射性摄取，SUVmax 2.0（图 15-3）。

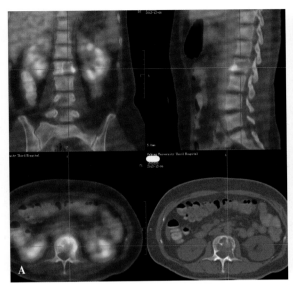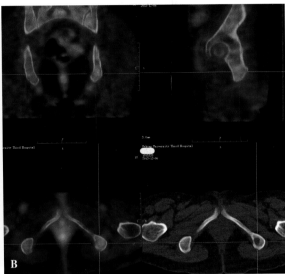

图 15-3 PET-CT。A.腰椎，B.骨盆

3. 根据上述检查，我院血液科考虑多发骨髓瘤（MM）。外院会诊考虑坐骨病变不明确，诊断为单发的浆细胞瘤（SBP）。

4. 骨盆 MRI 检查（张立华）：我院为明确诊断做了该项检查。左侧坐骨结节内见圆形长 T2WI 异常信号，边界清，大小约 1.0cm×1.4cm；骶骨信号欠均匀。结合病理结果比较符合 MM。

第三阶段讨论重点

1. 诊断？
2. 治疗方法：手术（骨水泥、彻底切除、姑息手术）？还是放疗、化疗？

第三阶段讨论精要

1. 患者最终诊断：多发性骨髓瘤，DS 分期 Ⅰ 期。

2. 参照 WHO 和 2013 中国多发性骨髓瘤诊疗指南的 MM 标准：①骨髓涂片显示：克隆性浆细胞大于 10% 或活检证实浆细胞瘤；②尿中或血中检出单克隆免疫球蛋白；③影像学检查发现一处以上的溶骨性骨损害或弥漫性骨质疏松或病理性骨折。

3. 骨科（刘晓光）：在住院检查期间，患者的疼痛症状逐步缓解。MM 的治疗主要为血液科治疗，仅小部分患者出现骨折或神经损害，可能需外科治疗。对此患者两种治疗建议：①继续绝对卧床休息，化疗有效后，症状可能进一步缓解，如果无效再做椎体成形术；②直接椎体成形术或微创内固定手术。尚未化疗或放疗，椎体成形术中的压力可能导致肿瘤进一步播散；手术会延误化疗4周左右。综合上述情况，患者接受继续卧床休息。

4. 肿瘤患者的脊柱稳定性评价（spinal instability in neoplastic disease，SINS）：部位（L2，2分）；机械性疼痛（3分）；溶骨性破坏（2分）；顺列（正常，0分）；椎体（无压缩，破坏大于50%，1分）；附件（单侧破坏，1分）。总分9分，属于中间型（intermidiate，7~12分）（详见附录二）。可以保守治疗。

5. 根据NCCN指南的建议，症状性骨髓瘤需要全身化学治疗。如果诊断骨孤立性浆细胞瘤，按照NCCN指南：骨的孤立性浆细胞瘤应首选放疗；若存在骨折或瘫痪风险，可请骨科评估手术治疗。

第三阶段诊疗过程

患者选择药物治疗，辅以佩戴胸腰段支具。因患者对化疗恐惧，她选择了来那度胺（新型抗骨髓瘤药物）和低剂量地塞米松，21天一个疗程。患者的腰痛、活动受限逐渐减轻；2个月后腰痛消失，可正常活动，生活自理。

3个周期的化疗结束后，复查全身PET-CT：L2椎体及左侧骨质破坏同前，内部软组织密

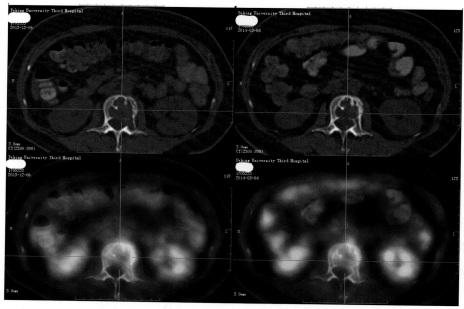

图15-4 治疗3个月前后的PET-CT对比。左为治疗前，右为治疗后

度较前减低，放射性摄取大致同前，SUVmax 2.5，骨质破坏边缘骨质较前硬化，代谢较前略减低，现 SUVmax 3.8；左侧坐骨骨质破坏灶范围大致同前，内部软组织密度减低，放射性摄取较前无明显变化，范围有所缩小，现 SUVmax 2.0；骨质破坏未见硬化。脊柱及胸骨放射性摄取较前增高，未见骨质破坏征象（图 15-4）。

12 个月后复查，病灶明显成骨，症状完全消失。

总　结

此例患者是典型病例，其诊断和治疗经过了一个渐进的过程：

1. 初步诊断：患者因腰痛来诊，L2 椎体破坏，首先考虑原发于骨的肿瘤，如骨巨细胞瘤。活检病理非常重要，此例患者实际上是浆细胞骨髓瘤。

2. 浆细胞瘤是浆细胞的恶性肿瘤，临床主要表现为 CRAB（高钙血症、肾功能损害、贫血、骨损害）、感染、血液高黏滞。骨质破坏分布的特点是在全身造血活跃的部位，如头颅、脊柱、肋骨、骨盆。我院血液科 1993 ~ 2013 年共诊疗 270 例初发 MM，表现为骨痛的占 61.1%（165/270），其中腰痛占 35.9%（97/270）。SBP 仅有局部症状，需与原发骨肿瘤鉴别；MM 多表现为全身症状，需要与其他实体瘤全身转移及某些代谢性疾病鉴别。由于 SBP 选择局部放疗或手术，MM 选择全身系统治疗，诊断予以区分非常重要。

3. 鉴别诊断和分期：手术、放疗或化疗的选择取决于孤立性（浆细胞瘤，SBP）或多发性（骨髓瘤，MM）。这例患者常规骨髓穿刺活检、免疫球蛋白检查、骨的 CT / MRI 和全身 ECT 检查，提示为孤立性浆细胞瘤，但经全身 PET-CT 检查最终还发现了坐骨病变，骨盆的 MRI 也确认，因此修正诊断为：MM。通过这个病例，提示全身 PET-CT 和 MRI 在区分 MM 及 SBP 中的优越性。

4. 治疗选择：MM 首选全身治疗。过去观点普遍认为只要治疗肿瘤就是化疗，而随着新型抗 MM 药物（如蛋白酶体抑制剂和免疫调节药物）的出现，这一情况正在改变。大宗的文献报道显示硼替佐米（万珂）、沙利度胺、来那度胺为代表的非化疗药物在 MM 治疗中的缓解率和总体生存率均高于传统化疗，因此在国外它们已经取代传统化疗成为治疗 MM 的一线药物。此患者选择了来那度胺加激素（RD）治疗，疼痛症状缓解，影像学检查提示治疗有效。多数情况下，药物治疗后患者症状缓解、骨质破坏改为成骨，无需骨科手术。

5. 骨科（姜亮）：MM 经过全身治疗，绝大部分患者不需要手术治疗，但脊柱作为承重骨，如果出现压缩或不稳定，血液科、放疗科医生均应咨询骨科医生。手术指征是对其他治疗无效的疼痛（缓解率可达 80% 以上）、椎体骨折风险。判断骨折风险，以往的标准是 CT 横断面上椎体破坏 >50%，目前是 SINS 评分（详见附件二）。少数患者药物治疗或放疗后，局

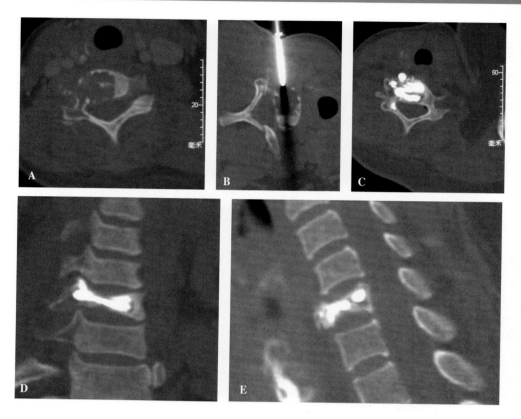

图 15-5　另外一例 C6 多发骨髓瘤，A. 化疗前的 CT 横断面；B. 化疗 3 个疗程后，仍诉局部疼痛，再次 CT 引导下活检，病理显示：未见肿瘤细胞；C、D、E. 活检同时给予 CT 引导下椎体成形术

部成骨不明显或仍诉疼痛，可辅以椎体成形术（图 15-5）。

通过这个病例，我们看到，脊柱作为承重骨，手术的风险高；单纯的全身药物治疗即效果满意。因此通过影像科、病理科、骨科、血液科、放疗科等相关科室的通力合作，此类患者才能得到最及时、准确的诊断和治疗，最大限度地减少患者的痛苦，也最大可能地提高疗效。

相关内容详见书后"延伸阅读"第二十五节

（整理：刘　彦　姜　亮）

病 例 16

（56 岁　下肢无力　L1 占位性病变）

男性，56 岁。左下肢无力 2 个月，加重伴双下肢麻木 1 个月。2 个月前轻微外伤后出现局部疼痛伴左下肢乏力。1 个月来症状进行性加重，无法独立行走，伴双下肢疼痛、排尿困难。VAS 评分 4 分。影像学检查显示 L1 压缩骨折、骨质破坏（图 16-1）。

入院查体：左下肢股四头肌、腘绳肌及小腿三头肌肌力Ⅳ级，双侧拇背伸肌肌力Ⅱ级，左侧膝腱反射及跟腱反射减弱，病理征阴性。

患者入院后突然出现腰部及下肢剧烈疼痛（常规止痛治疗无效，VAS 评分 9 分）；对症治疗后，下肢神经功能无改善。住院后肺部 CT、腹部及盆腔超声未见明显异常。

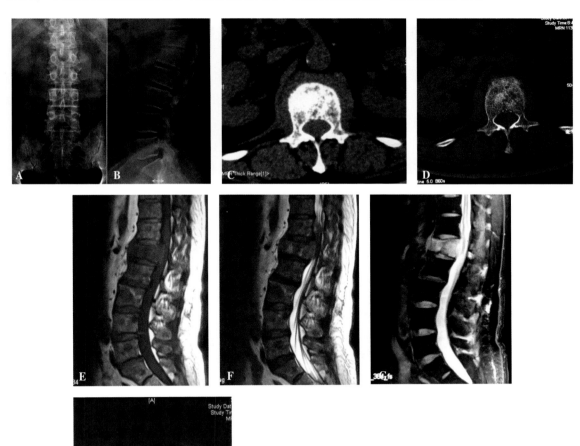

图 16-1　A. 腰椎侧位 X 线片，可见 L1 椎体轻度楔形变。B、C. CT 横断面的软组织窗及骨窗示椎体骨质筛孔样骨破坏，软组织肿块环绕椎体生长。D~G. 显示 L1 椎体压缩骨折，相应节段椎管内占位性病变、椎旁软组织肿块；多个椎体信号异常

97

第一阶段讨论重点

1. 根据目前的临床、影像学资料，如何考虑初步诊断？
2. 还需要进一步检查吗？
3. 如何治疗？

========================== 第一阶段讨论精要 ==========================

1. 初步诊断：L1 病理骨折、椎管内外肿物、Frankel D2。多发椎体肿瘤？
2. 影像学（张立华）：患者亚急性病程，症状迅速加重。影像学显示椎管内外肿物、虫蚀样或筛孔样骨质破坏，本例较具有特征性改变是骨破坏不明显呈筛孔样，而椎旁软组织肿块较明显。MRI 显示多个椎体信号改变，是椎体骨质疏松及不均匀脂肪化所致，脂肪抑制序列很重要。内脏初步检查未见明显病变。两种可能性：①多发转移瘤；②淋巴造血系统肿瘤。
3. 治疗原则：多发转移瘤与血源性肿瘤的治疗原则相仿，内科治疗为主，外科治疗为辅。外科治疗的目标是预防或治疗瘫痪与病理骨折。此患者的骨质强度尚可，主要问题是严重的神经损害、迅速加重。选择急诊后路减压，清除椎管内肿瘤。
4. 一般患者神经损害进展缓慢，应进一步检查，主要包括三个方面：①全身影像学检查（如 PET-CT、全身骨扫描），了解全身转移情况、寻找原发灶；②病灶部位活检，明确病理诊断；③血液学检查，除外骨髓瘤与淋巴瘤。

========================== 第一阶段诊疗过程 ==========================

急诊行后路 T12~L1 椎板切除、椎管探查减压、T12~L2 椎弓根内固定术。术中见肿物为灰白色鱼肉状，出血不多；术中冰冻病理提示小细胞恶性肿瘤。

术后患者疼痛明显缓解，下肢肌力较前恢复。病理回报为 B 淋巴母细胞淋巴瘤（图16-2）。结合全身检查未见远处淋巴结及骨受累，诊断 L1 原发 B 淋巴母细胞淋巴瘤，Ann Arbor Ⅰ期，IPI 1 分，危险分层为低 / 中危。术后患者为就诊方便，于外院行放化疗（具体不详）。

随访情况：患者术后 3 个月复查，疼痛完全缓解，VAS 评分 0 分，行走正常，神经功能完全正常，Frankel E 级。X 线及 CT 示内固定位置良好。放化疗联合治疗后淋巴病情完全缓解。末次随访为术后 28 个月，无明显不适（图 16-3）。

血液科（刘彦）：①此例影像学是典型的脊柱淋巴瘤表现：大多骨质破坏相对较少，但

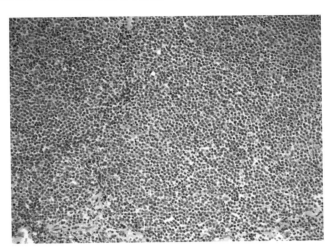

图 16-2 术后病理

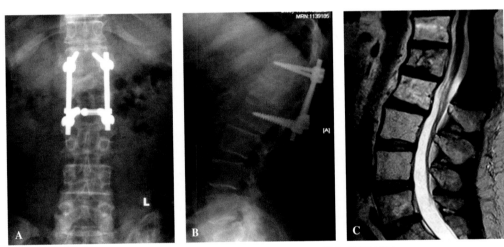

图 16-3 术后 28 个月复查。A、B 腰椎正侧位 X 线片；C 腰椎矢状面 MRI

骨周边的软组织肿块明显，呈包绕或浸润性生长，可侵入椎管内，所以神经系统的症状可能更多是压迫，而不是病理性骨折引起。②由于放化疗即可使肿瘤缩小，大多患者不需要手术，一般预后良好。但如果肿瘤已侵入椎管内，则极易出现神经中枢转移，因大部分化疗药物很难穿过血-脑脊液屏障，药物对中枢淋巴瘤几乎没有作用。所以尽早根据临床分期进行化疗或放疗，并进行预防性腰椎穿刺鞘内注射治疗，对患者的长期生存至关重要。③这例患者的病理类型为高度恶性淋巴瘤，肿瘤增殖快，可能是患者神经症状急剧加重的原因。④由于肿瘤播散的可能性大，所以尽早进行 PET-CT 检查，对于发现其他部位的病变有积极意义，可以为制订治疗方案提供依据。

总　结

1. 淋巴瘤的影像学特点是：骨质破坏相对较少，但骨周边的软组织肿块明显。

2. 患者的术前诊断不全面，没有确诊；术后才确诊为淋巴瘤。如没有急诊手术指征，应进行全面检查。

3. 此类肿瘤主要以血液科治疗为主，辅以放疗。手术治疗仅适用于少数患者。

4. 患者有急诊手术指征——严重的神经损害（肌力＜ 3 级或 2 周内迅速加重）。如神经损害主要由肿瘤压迫所致，且不伴骨性压迫或节段不稳，也可考虑行急诊放疗缓解神经症状。

相关内容详见书后"延伸阅读"第二十六节

（整理：夏　天　姜　亮）

病 例 17

（76岁　腰腿痛　L3病变）

女性，76岁。腰部、臀部及双侧大腿疼痛、活动受限7个月。1个月来疼痛加重，无法平卧，需半坐位睡觉，双侧下肢无力。疼痛呈刀割样，VAS评分9分；夜间痛明显，服用止痛药无效。无大小便障碍。外院发现L3病变，转来我院（图17-1）。6年前于外院行"右侧甲状腺次全切术"，病理诊断为"甲状腺腺瘤"。

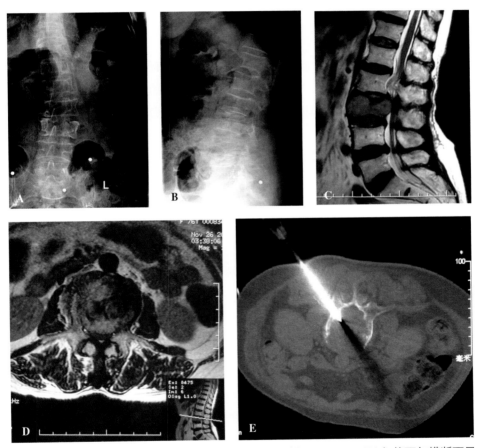

图17-1　A、B. X线正侧位片显示L3椎体溶骨性骨破坏；C、D. MRI矢状面与横断面显示L3椎体膨胀性骨质破坏，局部椎管狭窄，马尾神经受压；E.CT监视下椎体穿刺活检

第一阶段诊疗过程

放射科（柳晨）：我院门诊行CT引导下穿刺活检。患者取俯卧位，常规消毒铺巾，1%利多卡因局部浸润麻醉。左侧椎弓根入路穿刺，11G骨活检针逐层穿刺入L3左侧椎弓根，拔

出针芯，导入 16G 穿刺活检枪取材病变区域软组织标本数块，10% 福尔马林溶液固定（图 17-1E）。活检病理：L3 甲状腺滤泡癌转移。

第一阶段讨论重点

临床、影像、病理检查较为典型，选择手术干预还是保守治疗？

第一阶段讨论精要

1. 老年女性，L3 骨质破坏。病变为溶骨性病变，伴有椎体压缩性病理骨折，但相邻椎间隙正常，可见椎管内软组织肿块。诊断为 L3 甲状腺滤泡癌转移、压缩骨折、椎管内肿物。

2. 放射科（张立华）：单纯根据影像学检查，首先考虑肿瘤，结合患者年龄首先考虑转移瘤，骨髓瘤不能除外。

3. 外院甲状腺切除术后病理回报良性，但 CT 引导下 L3 病变穿刺回报甲状腺癌转移。北医三院的 CT 引导下穿刺活检的病理诊断正确率 84%。

4. 普通外科（蒋斌）：考虑两种可能性。①原甲状腺肿物的病理诊断不一定正确；②由原来的腺瘤恶变为甲状腺癌。

5. 病理科（杨邵敏）：我科曾遇到数例发生骨转移的甲状腺滤泡癌，甲状腺本身经仔细检查未见确切恶性证据。有一些甲状腺内滤泡增生性病变，貌似良性，但已出现远处转移；在其尚未出现转移灶时，尚无可靠的组织学和分子生物学指标帮助判断其良恶性。本例曾在外院行甲状腺手术，其原有病变可能本身即为恶性（即滤泡癌），因当地医院经验不足误诊为良性腺瘤；或者是组织学表现良善的滤泡增生，在未出现转移灶时难以评价其良恶性。甲状腺乳头状癌预后好，一般不发生骨转移。

6. 骨科（姜亮）：此患者的症状严重，神经严重受压，首选手术治疗。甲状腺癌及其转移癌患者生存期较长，如果单发脊柱转移，Tomita 转移癌评分为 2 分，可选择彻底切除。日本的 Tomita 团队报道全脊椎肿瘤整块切除后局部肿瘤复发率为 5%~10%；但这种手术创伤较大。此患者高龄，有严重骨质疏松及高血压，彻底手术的风险大。也可考虑行姑息手术，术前行动脉栓塞术，术后结合全身治疗及局部放疗。在彻底切除与姑息刮除这两种术式之间，美国 MSKCC 医院提出分离手术（separation operation），技术要点是将硬膜囊周围 5~8mm 的肿瘤彻底切除，之后局部大剂量放疗。因为目前精确放疗的进步，放疗可以很好地治疗脊髓 5~8mm 之外的肿物，且最大可能性地减少了放疗导致的脊髓损伤。

7. 核医学科（李欣欣）：如病理是分化较好的甲状腺癌（滤泡状或乳头状癌，乳头状癌一般沿淋巴转移，很少转移至骨），对 ^{131}I 摄取率高，在完全切除甲状腺后首选 ^{131}I 治疗，对全身病灶均有治疗效果。或者用大剂量 ^{131}I 进行根治而不用手术切除甲状腺，剂量为 100mci。L3 的手术是在 ^{131}I 治疗之前还是之后，请骨科结合患者病情决定。另外如果要对 L3 病灶进行放疗，必须考虑与 ^{131}I 治疗的重叠作用，至少要间隔一个月以上。因北医三院核医学科无病房，不能住院治疗。目前北京有三家医院开展这个工作比较好（协和医院，307 医院，海军总医院）。

讨论建议

1. 诊断为 L3 甲状腺滤泡癌转移、压缩骨折、椎管内肿物、马尾神经损害。

2. 首选手术干预，并于术前行动脉栓塞术，术后行甲状腺全切、全身 ^{131}I 治疗 + 甲状腺素替代治疗、局部 L3 椎体体外放疗。

第二阶段诊疗过程

患者计划术前 1 天行动脉栓塞术，但因腰痛无法平卧，只得放弃。患者行 L3 病灶部分切除、椎体成形、椎管内肿物切除，L1~L5 减压、固定融合术。术后转入 ICU 监测治疗 2 日，疼痛较前缓解，双下肢肌力 IV 级。术后病理见图 17-2。

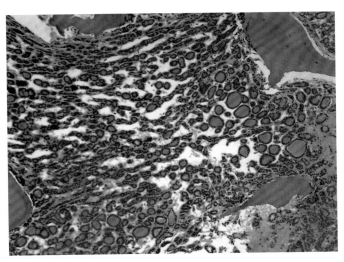

图 17-2 术后病理：图中示破碎骨组织内大片甲状腺滤泡增生，滤泡腔内可见类胶质，滤泡上皮细胞异型性不明显。HE：4×10

第三阶段诊疗过程

术后 1 个月，伤口愈合好。开始在我院肿瘤放疗科行体外放疗。放疗前诊断为：① L3 甲状腺滤泡癌转移术后（T1N0M1、Ⅳ期）；②高血压 3 级；③右小腿肌间静脉血栓形成；④甲状腺次全切术后。

患者共行 10 次放疗。 放射部位： CTV L2~4 椎体 +； GTV： 原 L3 病灶区域；pTV： CTV+0.5cm，pGTV：GTV+0.5cm 避开脊髓 0.8cm；95% pTV 30Gy/3Gy/10f，pGTV 40Gy/4Gy/10f。患者放疗期间出现恶心等消化道反应，对症治疗。顺利完成腰椎放射治疗。

患者术后 5 个月于我院行甲状腺全切除术，终生服用甲状腺素片。术后 6 个月、12 个月 2 次行 [131]I 治疗。目前患者疼痛消失，正常行走，生活自理。局部复查未见复发（图 17-3、图 17-4）。

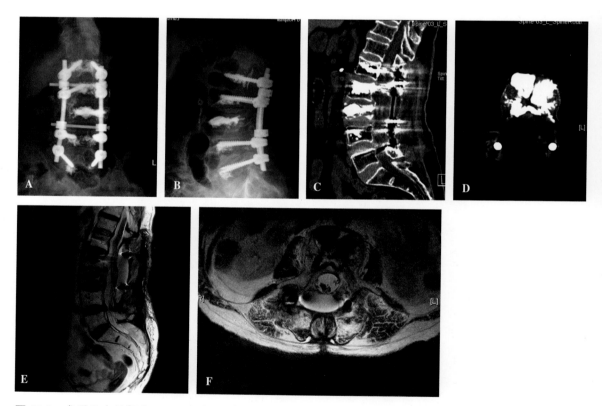

图 17-3 术后 3 个月复查。A、B. 术后 X 线正、侧位片；C、D. CT 矢状面与横断面；FG MRI 矢状面与横断面

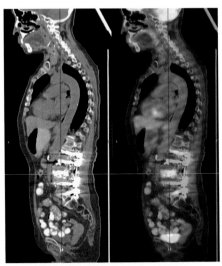

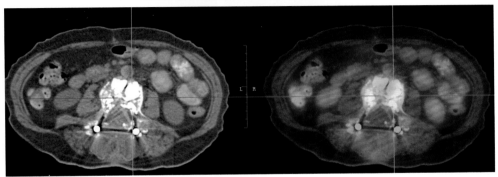

图 17-4 PET-CT。术后 4 个月，即放疗后 2 个月

总　结

1. 甲状腺癌脊柱转移的治疗选择。甲状腺癌骨转移患者生存期较长，应该积极治疗。原发灶应该彻底切除，辅以甲状腺素治疗。全身治疗中 ^{131}I 最为重要。转移灶可辅以手术干预、体外放疗。

2. 若患者基础情况良好，且 Tomita 评分 < 3 分，则首选全椎体切除术，术后复发率较低。但此患者高龄，基础情况较差，故未选择肿瘤彻底切除术。

相关内容详见书后"延伸阅读"第二十三节

（整理：欧阳汉强　姜　亮）

病 例 18

（42岁　腰痛　骶骨病变）

　　女性，42岁。4个月前出现腰骶部疼痛向左臀部放射。影像学检查发现 S1/2 骨质破坏（图 18-1、图 18-2）。既往史：6年前于外院诊断"左肾上腺肿瘤"，并行"肿瘤切除术"。术中因动脉损伤而将左肾切除。术后病理诊断：良性肿瘤（具体不详）。入院查体：无神经损害体征。

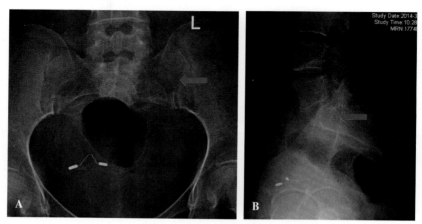

图 18-1　A、B. 骶骨正、侧位 X 线片，示左侧 S1/2 的骨密度减低

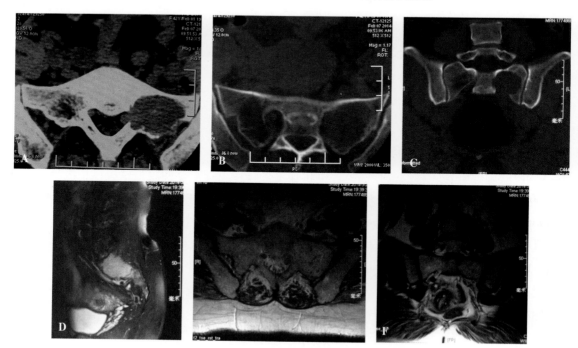

图 18-2　A~C. CT 示 S1/2 左侧髂骨翼膨胀性骨质破坏。病灶累及左侧骶髂关节后半部分。病灶边界大部分清楚，局限于椎体内，周围软组织侵袭不明显。D~F. MRI 显示骶骨左侧类圆形肿物，边界清晰，等 T1 稍长 T2 信号，内可见流空小血管影

第一阶段讨论重点

1. 初步诊断？
2. 治疗意见？

S1/2 椎间孔区占位性病变，既往有肾上腺肿瘤手术史（良性病变）。首先考虑神经源性肿瘤（神经纤维瘤、神经鞘瘤等）。可先穿刺活检。如果确认，则可切除。

CT 引导下穿刺活检，病理回报：副神经节瘤。

因病理诊断比较明确，且影像学上肿瘤的边界比较清晰，考虑良性肿瘤。一般常见的单发副神经节瘤为良性，边界清晰，可以彻底切除。病灶边缘的硬化带不够清晰，推测可能原因是：骶骨松质骨较多，虽为外压性生长，但边缘硬化不明显。

行 S1/2 水平肿瘤刮除术。术中见肿瘤暗红色，质软，无明显边界，包膜不清，侵袭性生长，破坏皮质骨，与神经根分界不清。术中考虑为恶性。术中取肿瘤组织送冰冻病理检查，回报副神经节瘤，未见恶性细胞。

骨科医生提供肾上腺肿瘤切除病史。病理科建议：家属将原肾上腺肿物标本取来，对比。家属终于找到原病理报道：肾上腺嗜络细胞瘤，无功能，良性。

术后行 PET-CT 检查（图 18-3）。右侧肾上腺见低密度结节（2.2cm×1.8cm），SUVmax 24.2；左肾及左侧肾上腺术后缺如，右肾未见异常。肾静脉水平腹膜后可见软组织结节，2.6cm×1.0cm，SUVmax 14.6。骶骨术后，骶骨左侧见骨质破坏灶，较大层面约 4.4cm×4.2cm，上下径约 3.8cm，骶骨周围软组织增厚，病变边缘局部骨质放射性摄取增高，SUVmax 12.6，病变累及左侧多个骶孔，局部骶管受累，左侧骶髂关节骶骨侧关节面受累。L2 椎体左侧椎弓根可见异常放射性浓聚灶，SUVmax 6.9，未见骨质破坏。结论：左侧肾上腺嗜铬细胞瘤术后，右侧肾上腺占位性病变、腹膜后软组织结节，代谢增高，L2 椎体左侧椎弓根代谢活跃灶，均考虑转移瘤可能。

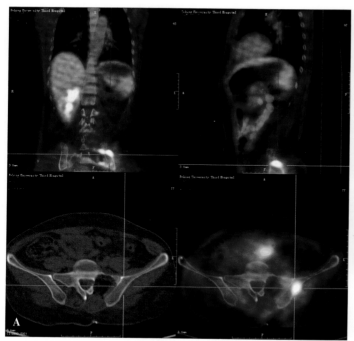

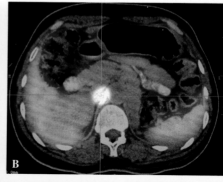

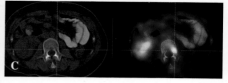

图 18-3 PET-CT：盆腔（A）、右侧肾上腺（B）与 L2（C）肿物

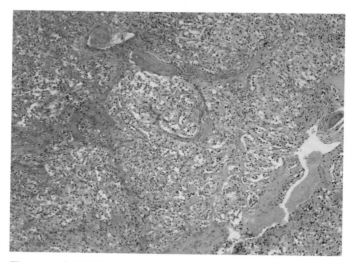

图 18-4 术后病理

第二阶段讨论重点

副神经节瘤的良恶性鉴别？术后进一步治疗？

第二阶段讨论精要

1. 定义：嗜铬细胞瘤是一种来源于肾上腺髓质的产生儿茶酚胺的嗜铬细胞的肿瘤。目前比较统一的观点是嗜铬细胞瘤特指肾上腺嗜铬细胞瘤，而将传统概念的肾上腺外或异位嗜铬细胞瘤统称为副神经节瘤。分为有内分泌功能、无内分泌功能两种。此例没有出现血压异常、心悸等症状，既往术中没有出现肾上腺功能危象。

2. 良恶性鉴别（杨邵敏）：局部浸润和肿瘤细胞分化程度都不是判断嗜铬细胞瘤良恶性的组织学标准。目前 WHO 诊断恶性的标准是在没有嗜铬组织的区域出现嗜铬细胞（即出现转移灶），如骨、淋巴结、肝、肺等。此例患者便属于这种情况。患者以往外院切除的左侧肾上腺报道嗜铬细胞瘤（即肾上腺部位发生的副神经节瘤），在淋巴结和多处骨组织出现副神经节瘤结构，符合肾上腺嗜铬细胞瘤的骨转移。

3. 此患者的三种可能性：①左侧肾上腺恶性肿瘤，6 年之后多发转移（腹腔淋巴结、腰椎、骶骨）；②左侧肾上腺良性肿瘤，右侧肾上腺恶性肿瘤伴多发转移；③多中心病变。结合临床诊断为肾上腺嗜铬细胞瘤多发转移。

4. 泌尿科（侯小飞）：此患者术后 PET-CT 提示右肾上腺及腹膜后代谢增高，考虑为转移瘤。有手术切除的指征。

5. 骨科：Tomita 评分中不包括肾上腺肿瘤。此患者多发转移，骨科主要是对症治疗。

6. 核医学科（李欣欣）：嗜铬细胞瘤对化疗不敏感，化疗效果不如放疗，可建议后续内放疗。分化较好的富肾上腺素能受体病变（嗜铬细胞瘤、神经母细胞瘤、神经节细胞瘤等神经内分泌肿瘤）可以摄取放射性核素 ^{131}I-MIBG（间位碘代苄胍）。^{131}I-MIBG 释放 β 射线，在所聚集的病变部位产生低剂量、持续内照射作用，能抑制和破坏肿瘤组织和细胞的活性，以达到治疗目的。对于无法手术或已经转移者可用以缓解儿茶酚胺过度分泌和病灶转移产生的症状，如高血压、骨转移造成的疼痛等，可以达到良好的效果，提高患者的生存率。在进行治疗之前，必须行 ^{131}I-MIBG 全身显像，以观察病灶浓聚 ^{131}I-MIBG 的情况，以便了解：①病变的部位和病灶数；②了解病变部位 ^{131}I-MIBG 的有效半减期；③测定每克肿瘤组织摄取 ^{131}I-MIBG 的分数；④运用 CT 和 B 超与核素显像的结果，联合确定肿瘤的体积；⑤按照每个疗程肿瘤吸收 200Gy，计算应投治疗用 ^{131}I-MIBG 的活度。

术后 12 个月随访，臀部疼痛症状消失。术后 1 个月出现双侧下肢后外侧轻度放射性疼痛，偶发，因对日常生活无影响，故未到医院就诊。

总 结

加强骨科与相关科室（病理科、尿科）的联系，尽早了解副神经节瘤的特点，才能选择更为合理的治疗方案。

首诊时，结合病史，就应首先考虑转移瘤。患者开始仅回忆为"肾上腺良性肿瘤"，也导致误导。局部浸润和肿瘤细胞分化程度都不是判断嗜铬细胞瘤良恶性的组织学标准，恶性的标准是在没有嗜铬组织的区域出现嗜铬细胞（即出现转移灶）。

肾上腺最常见肿瘤为腺瘤，其次为嗜铬细胞瘤，肾上腺皮质癌相对少见，而后二者均可发生远处转移，临床如提供左肾上腺嗜铬细胞瘤病史则诊断可更明确，MRI 信号内小血管较有特征性，反映其血供丰富，建议可行增强 MRI，对明确诊断可提供帮助。

（整理：党 礌 姜 亮）

第二部分　延伸阅读

第一节 对脊柱肿瘤外科治疗基本原则的理解

肿瘤的治疗必须是系统的与局部的多种手段的综合治疗。然而，局部病灶的外科切除术为主要的治疗方法，脊柱肿瘤也不例外。

脊柱肿瘤外科治疗的最高目标应是彻底切除局部病灶，控制或避免局部复发，使患者获得长久的正常生存。然而，脊柱的各种不同肿瘤的生物学特性有显著差异；患病个体之间的病情更是千差万别。因此，如何针对不同性质的肿瘤和不同个体确定外科治疗的目标，以怎样的手术方式和技术达到预期的目标就成为长期以来和今后探讨的课题。

在过去的二三十年中，四肢肌肉 - 骨骼肿瘤及脊柱肿瘤的治疗已经形成了比较有效并被普遍接受的外科治疗基本原则。

一、精确诊断与外科分期的原则

脊柱肿瘤患者术前应以临床、影像学及病理结合的原则作出精确诊断，确定肿瘤的性质、部位、侵及范围，与邻近重要结构（大血管、脊髓等）的关系。根据这些资料确定临床分期。

脊柱肿瘤的外科分期有多种不同的分期系统。我认为目前采用 Enneking 提出的骨骼 - 肌肉肿瘤的外科分期系统与脊柱肿瘤 WBB（Weinstein、Boriani、Biagini）或 Tomita 分期系统相结合比较合理与可行。Enneking 分期是根据患者的临床表现、影像学及病理学检查资料制定的分期系统，比较客观地反映了肿瘤生物学行为的特性。在四肢骨肿瘤的治疗实践中显著提高了临床效果，形成了普遍接受的外科分期原则。在脊柱肿瘤的治疗中，它对手术方式、手术技术原则的选择，对切除边界的确定具有原则性的指导意义。脊柱肿瘤 WBB 分期和 Tomita 分期依据肿瘤侵及的解剖结构与边界的不同作了区分，对手术途径、手术操作提出了更具体而明确的指导。

上述分期系统比较适用于胸、腰椎肿瘤。颈椎，尤其上颈椎肿瘤，由于该部位解剖结构复杂，依照上述分期系统确定切除边界与技术原则就有很多困难。北医三院提出过上颈椎肿瘤的外科分期方法，以探讨该部位肿瘤广泛切除的途径与方法。

总之，脊柱肿瘤患者的外科治疗计划应包括所选择的手术方式、技术原则与切除边界，以及具体的手术途径、手术操作的要求。所有这些都依据于肿瘤的外科分期，而外科分期又源于临床、影像学检查与病理资料的综合分析。

二、肿瘤切除边界与手术操作原则

在肿瘤外科中，一个常用的术语为"en bloc resection"，即整块切除，它包含两个要求，一个是瘤体被整块地移除，手术操作不进入病灶内；二是切下来的瘤体被一层正常组织所包裹，即切除边界在正常组织内，即所谓根治性切除（radical resection），也称间室外切除（extracompartmental resection）。这就指明，肿瘤切除术所遵守的基本原则。

肿瘤生物学研究及临床经验表明，单从外科手术治疗以避免或控制局部肿瘤复发的角度看，肿瘤切除术必须确定合理的切除边界，以免瘤组织残留；也必须要求手术操作过程不能污染手术野。所以在长期实践中，"切除边界的手术操作"就成为肿瘤切除术的技术原则。脊柱肿瘤切除术也不例外。然而脊柱的解剖结构特殊，如何在脊柱肿瘤手术中实现这样的基本要求就成为长期以来所探讨的问题。

在脊柱，当骨肿瘤尚在骨内时，例如椎体内，或椎弓根内，或二者均受累及，恰如Enneking 分期系统中的 ⅠA、ⅡA，以及骨内生长的 S3 期良性骨肿瘤；WBB 分期中肿瘤限于 B、C 层内；Tomita 分期中的 A 期肿瘤，尚有可能实行 en bloc resection，正如有些报道中所说的 en bloc 全椎切除，或全椎体切除。当肿瘤侵及骨外，尤其侵入椎管，或重要的血管结构时，恰如 Enneking 分期中的 ⅠB、ⅡB 期肿瘤，WBB 分期中肿瘤侵及 A 层或 D 层、E 层或 Tomita 分期中 B 类肿瘤，依照合理的切除边界实行整块切除就很困难，甚至不可能。在这样的病例中，如何避免肿瘤残留及术中污染，以及控制局部病变复发，成为当前外科治疗的难题。人们正在进一步改进手术方法与技术，也在探讨手术治疗同其他疗法相结合的方法。

三、综合治疗的原则

脊柱肿瘤的治疗应遵循以外科手术为主的综合治疗。单纯手术治疗对许多种恶性肿瘤，仍不能满意地降低局部复发率，提高 5 年生存率。局部的、或全身性的辅助治疗是不可或缺的。像在骨肉瘤及尤文肉瘤的治疗中，术前进行强化的化疗（新辅助化疗）是必需的。传统认为脊索瘤、软骨肉瘤对普通放疗不敏感。一些研究表明，术后辅以高能放射治疗（粒子加速器），显著降低了局部复发率，提高了 5 年生存率。所以在改进手术治疗方法与技术的同时，重视并改进辅助治疗方法都是当前面临的课题。

四、定期随诊的原则

定期随诊是外科治疗的组成部分。目的在于早期发现、早期处理复发的病变。与患者会面，以病史、症状、体检与影像检查综合分析，并作术前、术后比较做出判断。这应当是基本的随诊方法。不经意的残留病灶或术中瘤组织污染到导致的复发病灶，总是由细小的局部而逐渐地增大。采用怎样的技术与方法尽早地发现与处理复发病变，对解决局部复发问题、提高 5 年生存率也是重要的课题。随诊的期限应从术后至生命的终结。间隔的时期尚无公认的规定，但应根据病情、手术及辅助治疗实施的具体情况而定。

五、脊柱转移瘤的外科治疗

脊柱转移瘤比原发瘤更常见，占所有脊柱肿瘤的 97%。主要来源于肺癌、乳腺癌、前列腺癌、肾癌、胃肠道癌、甲状腺癌等癌癌的转移。脊柱转移瘤的诊断与治疗需要多学科协作完成。它涉及原发癌与转移癌有关病情的评估及各种系统的与局部的治疗方法选择。当发生于脊柱转移时有可能发生脊柱病理骨折，伤及脊髓或马尾神经，脊柱支持功能受损，产生疼痛、肢体麻痹、站立或行走功能丧失等。因此，脊柱转移瘤的手术治疗常常是治疗计划中的一部分。

脊柱转移瘤的手术指征及手术方式选择应当根据什么确定，这是很难明确回答的问题。因为它涉及多方面复杂因素，而且肿瘤的诊疗技术在不断地进步与发展。一些作者根据自己的临床研究提出了相关建议。概括地介绍如下：

（1）由于肿瘤破坏骨结构使脊柱不稳定，或因不稳定引起瘫痪和（或）疼痛是手术指征。

（2）肿瘤压迫脊髓引起瘫痪和（或）疼痛，尽管没有脊柱不稳定也是考虑手术的指征。

（3）肿瘤局限于椎体内，机体一般状况良好，预测其存活期在 1 年以上者可采取积极性的切除术。

前两种手术指征在于缓解或减轻痛苦，争取恢复行走功能。椎板切除与压迫脊髓的肿瘤组织刮除以及后方内固定是常被采用的手术方式。它的目标在于减压与重建稳定，而非追求完全切除肿瘤。为恢复脊髓功能，一般认为应尽早手术。脊髓损伤进展越快，减压后恢复可能性越差。上面提到的第三种手术指征是一种积极的企图控制肿瘤复发的治疗考虑。当转移瘤局限于单一节段的椎体内，来自肾、直肠、甲状腺、乳腺、前列腺的癌转移，复发癌已完全切除，而没有发现其他器官和骨骼转移时，若患者身体一般状况良好可以实施广泛性或边缘性切除或 en bloc 全椎切除。

一些作者提出了脊柱转移瘤病情的评估系统，为判断预后、选择治疗提供依据。这一方面尚有许多值得进一步研究的课题。

（作者：党耕町）

参考文献

1. Enneking WF, Spanier SS, Goodmann M.System for surgical staging of musculoskeletal sarcomas. Clin Orthop, 1980, 153: 106-120.

2. Boriani S, Weinstein JN, Biagini R.Spine update:A surgical staging system for therapeutic planning of primary bone tumor of spine. A contribution to a common terminology. Spine,1997, 22:1036-1044.

3. Sundaresan N, Boriani S, Okuno S.State of the art management in spine oncology, A worldwide perspective on its evolution, current state, and future. Spine, 2009, 34(22s):7-20.

4. Kawatara N, Tomita K, Tsuchiya H. A new surgical technique for malignant vertebral tumors. In Watkins RG editor, Surgical Approaches to the Spine. 2nd edition.Springer, 2003:309-324.

5. Tokuhashi Y, Ajiro Y, Oshima M. Algorithms and planning in metastatic spine tumors. In Donthineni R, Oflugla O editor: Spine Oncology. Sunders, 2009:38-45.

6. Lewandrowski, KU, Anderson ME, Mclain RF. Tumors of the spine. In The Spine, 6th edition by Herkowilz HN., 2011:1480.

7. Jiang L1, Liu ZJ, Liu XG, Ma QJ, Wei F, Lv Y, Dang GT. Upper cervical spine chordoma of C2-C3.Eur Spine J,2009, Mar,18(3):293-298; discussion 298-300.

第二节　脊柱肿瘤的诊断与外科分期

脊柱原发肿瘤的患者都应该进行详细的局部检查和全身系统性检查，以便分期。目前，全身检查中 PET-CT 最为全面；而局部检查中组织病理学检查（活检）最为关键。活检应该放在最后一步检查。

1980 年 Enneking 提出了骨肿瘤外科学分期，广泛用于四肢骨与软组织肿瘤。1997 年意大利的 Boriani 等提出了胸腰椎的 WBB 脊柱肿瘤外科分期，日本的 Tomita 等则将胸腰椎肿瘤分为 7 个亚型。这些分期、分型是手术式的基础，也便于比较治疗疗效。

多学科团队、多中心合作是脊柱肿瘤治疗的发展方向。参与科室应包括：病理科、放射科、核医学科、脊柱外科、肿瘤内科、放疗科等。在决定手术及其他治疗方法时，应对肿瘤分期、手术可行性全面分析。术毕，根据最终病理结果、间室完整性再次进行肿瘤分期。美洲、欧洲、日本的医师组成了脊柱肿瘤研究组织（SOSG），开展了多中心研究。

1. Enneking 分期　是建立在肿瘤的生物学特性（G，分为：良性、低度恶性、高度恶性）、肿瘤局部累及的范围（T，分为：囊内、囊外间室内、间室外）、肿瘤全身转移情况（M）的基础上。根据这一分型，可选择相应治疗方案。

2. 胸腰椎肿瘤的 WBB 分期　是 Boriani 等在 Enneking 外科分期基础上提出的。它主要用于胸腰椎肿瘤。实际上，WBB 系统不是分期或分型，而是分区。WBB 分区包括 12 个象限和 5 层（A～E）。在横断面上，以脊髓为中心，顺时针分为 12 个象限。其中 4～9 象限为前部椎体，1～3 象限和 10～12 象限为后方附件结构。每个象限由外至内分为五层：A 椎旁软组织；B 外层骨皮质；C 骨质深层；D 椎管内硬膜外；E 硬膜下。因为外层骨皮质较厚、完整，可列为一层屏障；而内层骨皮质在椎体后壁滋养孔处多不完整，椎体肿瘤多经此进入硬膜外腔，因此不单独列为一层屏障。在椎体区，骨髓腔宽大，肿瘤播散较容易；在椎弓根区域，骨皮质厚、骨髓腔小，肿瘤扩张较困难。WBB 分期为外科医师选择术式提供了依据。

3. 胸腰椎肿瘤的 Tomita 分型　共 3 类 7 个亚型。与 WBB 分区相比，更为简单、直观、易于实施。

A，病变局限在脊椎骨质内。Ⅰ型：单纯前部或后部的原位病灶（1 或 2 或 3）；Ⅱ型：前部或后部病灶累及椎弓根（1+2 或 3+2）；Ⅲ型：前部、后部及椎弓根均受累（1+2+3）；

B，病变累及脊椎骨质外。Ⅳ型：侵及椎管（硬膜外，任何部位 +4）；Ⅴ型：侵及椎旁；Ⅵ型：侵及相邻椎体（任何部位 +5）；

M，转移。Ⅶ型：多节段或跳跃性病灶。

（作者：刘忠军）

第三节 脊柱肿瘤的外科原则

脊柱肿瘤患者应该首先明确诊断、做出初步分期。虽然当前手术治疗仍是脊柱原发肿瘤的主要治疗方式，但术前应在脊柱肿瘤外科主导下、多学科协作决定治疗方案：介入科实施栓塞或主动脉球囊，减少术中出血；血管外科协助游离血管显露肿瘤，甚至血管搭桥（主动脉、椎动脉等）；麻醉科控制降压、减少术中出血，监测神经电生理；肿瘤切除后，成形科协助转移皮瓣或肌皮瓣减小空腔、关闭切口；重症监护病房加强术后管理、支持；肿瘤内科决定药物治疗的方案和时机；放疗科决定放疗的方式与时机；核素治疗可控制多发转移病灶。

脊柱外科医生的最高理想是根治性切除，但多数脊柱肿瘤手术是经瘤手术，部分是姑息手术。对于恶性或侵袭性脊柱肿瘤，目前公认的、最彻底的治愈方法仍是经间室外（或包膜外）的整块切除（extracompartment En-bloc excision）。而在当前的实际工作中，先在肿瘤包膜外游离、再分块切除，达到"包膜外、经瘤的广泛切除"（intralesional extracompartment excision）往往是最为彻底、而又可行的手术。相比之下，局限于骨间室内的脊柱肿瘤相对容易切除；而脊柱周边毗邻重要结构，累及软组织的脊柱肿瘤则难以切除；手术种植或残留的肿瘤则更难切除。西方有些学者称这种脊柱肿瘤的手术为"one shot surgery"，即此类肿瘤只有一次手术治愈机会；如第一次手术切除不彻底，就丧失了治愈机会。

一、专业术语

为了规范脊柱肿瘤外科治疗，需要推广外科分期的应用、严格专业术语的使用。

1. 术式 En-bloc 意为整块切除肿瘤，且肿瘤完全被一层正常组织包绕。Piece meal 即"刮除"（curettage），意味着分块切除肿瘤。单纯强调"整块"还是"分块"不能预测恶性肿瘤的复发率和生存期，还需区分肿瘤的切除边界——瘤内、边缘性、广泛性。"瘤内"（intralesional）切除是指在肿瘤内部"经瘤"切除，意味着残留肿瘤被膜和部分瘤体。"边缘性"（marginal）切除是指沿肿瘤假包膜（反应性组织）外切除。"广泛性"（wide）切除是指切除的肿瘤的假包膜外还有一层正常组织包绕。"根治性"切除需整块切除这个肿瘤间室，在脊柱肿瘤中很难达到。

2. 肿瘤边界完整性的评估分为三个阶段：①术前根据影像学（CT、MRI、PET-CT）分析肿瘤边界、制定切除范围、决定切除方式；②术中肉眼初步评估包膜是否完整；③最重要的是，术后对切除标本进行仔细的大体观察和组织学检查。标本上多点取材、病理检查，最终，才能确认术式是"边缘性"还是"广泛性"。根治性脊柱手术仅见于瘤体较小、局限于椎体内（早期发现）的病例。

3. 全脊椎整块切除术（Total En-bloc spondylectomy, TES） 最早是 1969 年 Sterner 等报道。北医三院同期也开展了类似的手术，为分块切除肿瘤。目前分为两大流派。一种是意大利的 Boriani 与美国的 Gokaslan 为代表，主张瘤外的整块切除，一般不提倡术前栓塞；另一种是日本的 Tomita 团队提出的胸腰椎肿瘤分为前后两块切除（在椎弓根处使用 T-saw 线锯锯断）。Tomita 的 TES 手术多数情况下是经瘤切除，他主张术前常规栓塞。因为 Tomita 的 TES 手术难度相对较低，被国人广泛接受。

对于经瘤手术，肿瘤切除后，可局部辅以化疗（蒸馏水、0.5mg/ml 顺铂溶液 300ml 依次浸泡术野 2.5 分钟），减小肿瘤种植可能。术后还可辅以放疗。

Tomita 强调 TES 手术创伤大、风险高，术前应向患者及家属详尽介绍手术的利弊，是患者和家属，而非手术医师，决定最终的治疗方案。Tomita 团队经过 20 年的努力，已经积累了 200 多例 TES 手术的经验，将胸腰椎脊柱肿瘤的局部复发率控制在 5%，原发肿瘤的 5 年生存率提高到 80%，转移瘤 5 年生存率 45%。

二、外科原则

在制订脊柱肿瘤的手术计划时，如何在保留功能（稳定性、神经功能）与切除肿瘤中找到最佳的平衡？这一问题仍旧苦苦地困扰着脊柱外科医师。在四肢肿瘤外科的发展过程中，骨肿瘤外科医师也曾被此问题困惑。他们起初也竭尽全力保留肢体，而代价却是肿瘤的复发与转移——原本希望保留的没有保留住，还失去了更多的功能，甚至是生命。

惨痛的经历所带来的血的教训是：不应仅仅关注已经切除的，更应该关心是否有肿瘤残留。手术边缘无瘤往往比保留神经功能、保持脊柱稳定性更为重要。

目前，国内多数单位的大多数手术为经瘤的肿瘤刮除术，部分单位开展了经瘤的边缘性切除，有数家医院能够开展 TES 手术。对于大多数医院而言，不适于开展脊柱肿瘤手术。年轻医师往往轻视病情，匆忙手术，结果肿瘤反复复发。对于有条件的医学中心而言，需注意避免盲目扩大手术，应严格掌握手术适应证。脊柱外科医生应该重视脊柱肿瘤治疗的多学科团队合作。

（作者：刘忠军）

参考文献

1. Boriani S, Bandiera S, Biagini R, et al. Chordoma of the mobile spine: fifty years of experience. Spine,2006 Feb, 15,31(4):493-503.
2. Sciubba DM, Chi JH, Rhines LD, et al. Chordoma of the spinal column. Neurosurg Clin N Am, 2008, 19(1):5-15.
3. Boriani S, Weinstein JN, Biagini R. Primary bone tumors of the spine. Terminology and surgical staging. Spine, 1997, 22:1036-1044.
4. Choi D, Crockard A, Bunger C, et al. Review of metastatic spine tumour classification and indications for surgery: the consensus statement of the Global Spine Tumour Study Group. Eur Spine J,2010,19(2):215-222.
5. Kawahara N, Tomita K, Murakami H, et al. Total en bloc spondylectomy for spinal tumors: surgical techniques and related basic background. Orthop Clin North Am,2009,40(1):47-63

第四节 脊柱肿瘤影像学诊断思路

脊柱肿瘤种类繁多，临床及影像表现不典型的比较多见，诊断相对困难，应综合临床、影像和病理三方面因素进行综合诊断，忽略任何一方面都可能造成诊断错误。脊柱肿瘤的临床因素中需考虑临床表现及年龄因素，性别无明显差异。脊柱肿瘤的临床大多表现为脊髓或神经根受压所产生症状，如颈胸部或腰部疼痛、肢体无力或感觉障碍，无明显特异性，部分肿瘤如骨样骨瘤与发生于四肢的相似，可出现较明显夜间疼痛，部分口服水杨酸制剂可缓解，对提示诊断有一定作用。年龄对脊柱肿瘤的诊断相对有一定提示意义，可以 30 岁作为分界，脊柱肿瘤少见于 30 岁以下患者，良性肿瘤如骨样骨瘤在儿童多见；中间型肿瘤如骨母细胞瘤、组织细胞增生症及动脉瘤样骨囊肿（ABC）也较常见于儿童；青少年脊柱恶性肿瘤罕见，主要是尤文肉瘤和骨肉瘤；≥ 30 岁以上患者的脊柱肿瘤多为恶性，以转移瘤最常见，浆细胞瘤、骨髓瘤、脊索瘤、软骨肉瘤等较多见；脊柱骨肉瘤也多发生于中年，与位于四肢骨的骨肉瘤好发于青少年不同，据统计平均发病年龄在 40 岁。≥ 30 岁以上患者中脊柱良性肿瘤主要是血管瘤，需注意虽然脊柱血管瘤以良性多见，部分具有侵袭性；侵袭性肿瘤如骨巨细胞瘤（GCT）也以 30 岁以上患者相对多见（据北医三院统计骨巨细胞瘤的发病年龄 31.49 ± 11.27 岁），其发病年龄与四肢骨骨巨细胞瘤基本一致。

影像学检查对于脊柱肿瘤的定位及定性诊断起着非常重要的作用，临床广泛应用的检查方法包括 X 线平片、CT/MRI 平扫及增强检查，同时核医学检查如放射性核素及 PET-CT/MRI 在脊柱肿瘤诊断中的作用也不容忽视。CT 通过三维重建技术，多方位显示病变的准确部位、骨破坏形式、肿瘤基质类型（成骨性、成软骨性）。MRI 具有良好的软组织分辨率，可根据肿瘤信号特点来分析其病理学基础对肿瘤进行定性诊断，还可评价肿瘤蔓延范围、对椎旁及椎管内侵犯程度。MRI 对诊断可提供帮助的主要序列是 T1WI、T2WI 和脂肪抑制序列。T1WI 可显示正常骨髓结构，分析其红黄骨髓的分布情况。T1WI 对骨髓浸润性病变分析可提供重要信息，正常骨髓高信号与病变骨髓低信号可形成鲜明的对比，可准确显示病变范围。T2WI 可通过显示肿瘤的具体信号特点即肿瘤呈等、高还是混杂信号来判断病变性质，总体来说肿瘤在 T2WI 呈高信号多见，部分脊柱肿瘤 T2WI 信号偏低，较具有特征性，如约 60% 的骨巨细胞瘤在 T2WI 呈低或等信号，典型的腱鞘巨细胞瘤在 T2WI 也成明显低信号，同时骨母细胞瘤由于钙化或周围骨化比较明显，均可呈明显低信号；淋巴瘤及浆细胞瘤 T2WI 信号偏低；脊索瘤 T2WI 高信号多见（泪滴样细胞及分泌的黏液），同时肿瘤内部可见低信号纤维分隔及钙化较具有特征性。与 CT 相比，MRI 敏感性较高（尤其脂肪抑制序列），可早期发现肿瘤，尤其淋巴造血系统肿瘤早期的骨质破坏多不明显或呈浸润性，CT 易漏诊。CT 和 MRI 增强扫描可评估肿瘤血供，还可确定肿瘤的硬膜外延伸范围，在明显强化处（肿瘤增生活跃）活检，可提高活检阳性率。

脊柱肿瘤的影像学评价应包括以下 8 个方面：

一、部位

CT/MRI 可清晰显示肿瘤的准确部位，肿瘤是位于椎体还是附件，或椎体、附件均受累，这对肿瘤定性诊断可提供帮助。位于椎体肿瘤以恶性多见，如转移瘤、骨髓瘤（MM）、孤立浆细胞瘤、淋巴瘤和脊索瘤；良性肿瘤发生于椎体以血管瘤多见；中间型肿瘤如组织细胞增生症和 GCT 也好发于椎体。GCT 的特点是膨胀性生长，病变主体位于椎体，往往累及附件，可归在椎体常见肿瘤。附件比较常见的良性肿瘤是骨样骨瘤、骨软骨瘤；中间型肿瘤是骨母细胞瘤和 ABC；恶性肿瘤主要是软骨肉瘤。

椎体和附件均容易累及的肿瘤既包括良性肿瘤（侵袭性血管瘤和纤维结构不良），也包括中间型（组织细胞增生症和 GCT）和恶性肿瘤（MM、骨肉瘤和尤文肉瘤等），中间型肿瘤生长较活跃、恶性肿瘤具有侵袭性生长的特点，因此中间型和恶性肿瘤同时累及椎体较多见。

按肿瘤在脊柱分布而言，脊索瘤好发于脊柱两端即寰枢椎和骶尾椎，相对具有特征性。

二、数目

脊柱肿瘤可分为单发和多发，单发肿瘤相对常见，多发的脊柱肿瘤主要见于恶性肿瘤如转移瘤、MM、淋巴瘤，部分良性肿瘤也可多发如血管瘤、纤维结构不良，中间型的组织细胞增生症 X 全身多部位发生的也不少见，往往以儿童多见，结合患者的年龄，诊断不困难。多发肿瘤中转移瘤和骨髓瘤往往容易混淆，需结合临床资料和实验室检查结果（详见相关疾病章节）。

三、骨破坏类型及边界

溶骨性骨破坏是脊柱肿瘤最常见的骨质破坏类型，需观察肿瘤的边界是否完整，是否突破周围骨皮质。良性肿瘤和部分中间型肿瘤骨破坏的边界往往比较清晰，周围可有硬化边，如骨样骨瘤、纤维结构不良、良性组织细胞瘤、Ⅰ级软骨肉瘤、腱鞘巨细胞瘤、骨神经源性肿瘤等；中间型或恶性肿瘤往往不伴硬化边，如 GCT 呈膨胀性骨破坏，周围骨皮质往往不规整；淋巴瘤、尤文肉瘤、MM 呈浸润性骨破坏相对常见。部分恶性肿瘤如脊索瘤在骨破坏区周围可见反应性硬化，反映肿瘤生长相对缓慢；部分肿瘤骨破坏后可残存部分骨小梁而使其呈栅栏样，这是血管瘤的特征性表现，也见于其他肿瘤（如 MM、GCT、部分转移瘤），因此诊断时应慎重，避免误诊。

四、肿瘤基质类型

根据肿瘤基质类型可分为成骨性肿瘤（如骨瘤、骨样骨瘤和骨母细胞瘤、骨肉瘤）和成软骨性肿瘤（如骨软骨瘤和软骨肉瘤）。

成骨性肿瘤的特点是可形成瘤骨，良性成骨性肿瘤的瘤骨与正常骨质类似；而恶性肿瘤的瘤骨骨结构杂乱而且密度不均匀，如成骨肉瘤。良性的成骨性肿瘤即骨样骨瘤和骨母细胞瘤中心往往可见瘤巢，邻近骨质的反应性增生硬化较明显，部分肿瘤由于体积小，中心瘤巢可显示不清或较难寻找，需进行薄层重建或借助核素扫描进行定位；同时脊柱骨样骨瘤和骨母细胞瘤不能单纯靠测量肿瘤大小来判断是骨样骨瘤或骨母细胞瘤，影像学更需关注肿瘤周围的骨皮质是否完整，是否向邻近结构侵犯、是否进入椎管等，同时对诊断为骨样骨瘤的患者进行随访，如果肿瘤的体积增大，需警惕为骨母细胞瘤，尽管按其大小不足以诊断为此。

成软骨性肿瘤可见特征性瘤软骨形成，瘤软骨或软骨基质内往往可见钙化，钙化形态多样，可呈环状、点状、弧形，其形态可反映肿瘤的分化程度。良性瘤软骨钙化环完整，密度较高，边界清楚；而恶性瘤软骨密度相对低，边缘模糊。脊柱成软骨性肿瘤中以软骨肉瘤多见，特征性钙化对明确诊断起重要作用，尤其肿瘤发生于脊柱附件区伴特征性钙化的，要考虑到软骨肉瘤的可能。脊索瘤肿瘤内部也可出现钙化，尤其骶尾部的脊索瘤高达90%可出现钙化，一般呈点状，与软骨源性肿瘤环弓样钙化不同。

五、椎旁软组织肿块

中间型肿瘤（如骨母细胞瘤、GCT、朗格汉斯细胞组织细胞增多症）、恶性肿瘤（如淋巴造血系统肿瘤、脊索瘤、软骨肉瘤、骨肉瘤）容易突破骨皮质形成椎旁软组织肿块。MRI不仅可明确椎旁软组织肿块范围，同时可根据其信号特点进行诊断分析，尤其在合并压缩骨折的情况下，椎旁软组织肿块的信号特点可对诊断提供帮助。脊索瘤椎旁软组织肿块密度较低且内部可见钙化，应注意与结核鉴别，需结合病变的部位、MRI信号特点及增强特点进行判断。

六、相邻脊椎受累肿瘤

恶性肿瘤多见，如骨肉瘤、软骨肉瘤、淋巴瘤、尤文肉瘤、脊索瘤、MM和浆细胞瘤均可累及相邻椎体，也见于部分中间型肿瘤如ABC和GCT。如CT显示明确的骨破坏，则提示肿瘤累及；在MRI上显示相邻椎体出现异常信号，部分可能为骨髓水肿，而非肿瘤浸润，鉴别诊断较困难。

七、部分肿瘤特征性改变

CT可显示骨质破坏区骨质密度改变，如纤维结构不良骨质改变以磨玻璃密度为特征，周围硬化边明显。MRI T2WI在显示肿瘤内部出血坏死方面具有明显优势。如GCT出血坏死较常见；ABC可形成特征性液-液平面，一旦发现需鉴别是否继发于GCT、骨母细胞瘤、纤维结构不良及骨肉瘤等。部分肿瘤MRI信号较具有特征性，如T2等或偏低信号多见于GCT、淋巴瘤及MM。淋巴瘤具有纵向蔓延趋势，在硬膜外形成软组织肿块，可较早出现骨质信号异常，而骨破坏往往不明显。

八、局部蔓延情况评价

颈椎肿瘤需 CTA 评估与颈部血管关系，观察横突孔内走行的椎动脉有无受累；胸椎肿瘤需准确评估病变与胸膜、纵隔、肋骨的关系；腰椎肿瘤可累及腹膜后，需观察与腹腔大血管的关系；骶骨肿瘤需明确有无向骶髂关节，向前骶前间隙，向后椎旁、臀大肌，向外侧梨状肌、坐骨结节延伸；同时需要观察骶孔有无扩大，如伴骶孔扩大往往提示神经源性肿瘤。

总之，多种影像检查方法的综合应用在脊柱肿瘤的诊断中发挥重要作用，一方面影像学检查可明确肿瘤的具体部位、数目、骨质破坏类型及肿瘤内部基质的类型、肿瘤信号及增强特点，结合肿瘤的具体影像特点作出定性诊断；另一方面根据肿瘤的影像学特点可于术前给临床手术医师提供手术方式的选择。病理是肿瘤诊断的"金标准"，骨肿瘤尤其是脊柱肿瘤的病理最终准确诊断需结合临床及影像表现，总之，临床、影像、病理三结合在脊柱肿瘤的诊断中非常重要。

（作者：张立华　审校：袁慧书）

参考文献

1. Ilaslan H, Sundaram M, Unni KK, et al. Primary vertebral osteosarcoma: imaging findings. Radiology, 2004 Mar, 230(3):697-702.
2. Kwo JW, Chung HW, Cho EY, et al. MRI findings of giant cell tumors of the spine. AJR, 2007, 189:246-250.
3. Orguc S, Arkun R. Primary tumors of the spine. Semin Musculoskelet Radiol, 2014 Jul, 18(3):280-299.
4. Rodallec MH, Feydy A, Larousserie F, et al.Diagnostic imaging of solitary tumors of the spine: what to do and say. Radiographics, 2008, Jul-Aug; 28(4):1019-1041.

第五节　脊柱肿瘤的核医学诊断

一、全身骨扫描在脊柱肿瘤中的应用

（一）恶性肿瘤骨转移

全身骨扫描（ECT）在此类疾患的诊断中具有非常重要的作用。ECT 具备全身成像、诊断灵敏度高、检查费用相对低廉和无禁忌证等特点，它广泛用于恶性肿瘤骨转移的早期诊断、临床分期、辅助治疗决策制订以及治疗后随访评价。骨显像可以发现 2mm 大小的转移灶，但其灵敏度也取决于病灶的性质和位置。骨显像对恶性病变及其转移灶诊断的特异性相对较低。

在 X 线片上，骨转移瘤可分为单纯成骨、成骨溶骨混合或单纯溶骨性病变。在 ECT 上的表现可分为两大类。

1. 典型表现　病变多表现为随机、多发性骨骼异常浓聚灶，其大小、形态、显像剂聚集程度各异。

2. 不典型表现

（1）单发病变：肿瘤患者可在中轴骨和四肢骨骼出现不同程度的单发性转移，脊柱发病率最高。ECT 对单发椎体病变定性价值不大，骨断层显像及 SPECT-CT 可提供更多信息。不同部位腰椎浓聚灶的恶性可能性如下：椎弓根 88%～100%；椎体 36%～57%；棘突 19%～81%；小关节 0.8%～21%。

（2）冷区病变：常见于多发性骨髓瘤与肾癌骨转移，病灶没有明显的成骨。

（3）放射性摄取与周围骨组织相似：表现为不规则的、轻微的放射性增高或近似正常的模式，易于漏诊。

（4）闪耀现象：经有效治疗，ECT 上病变初期表现为放射性浓聚、继而减轻。

（5）超级影像：肿瘤转移进展、整个中轴骨放射性摄取普遍增高，易被误诊为正常或代谢性骨病。

（6）对称性模式：偶尔可表现为对称性病变，见于小儿神经母细胞瘤、视网膜母细胞瘤。

（二）某些原发骨肿瘤的诊断

1. 骨样骨瘤　青少年患者，疼痛明显，服非甾体类抗炎药物有效。典型病例在 CT 上容易确诊；病灶较小时，脊柱解剖结构复杂，往往显示不清，ECT 上病灶呈明显放射性浓聚，对准确定位有很大的帮助。

2. 骨肉瘤　骨扫描表现为明显的放射性摄取增高，病灶表现为冷区的情况很少。它是骨肉瘤首诊和随访标准检查。

3. 浆细胞瘤和骨巨细胞瘤　二者在 CT 上有时难以鉴别。很大一部分浆细胞瘤骨显像呈阴性，而骨巨细胞瘤一般表现为放射性摄取明显增高，典型者呈"炸面圈"征。ECT 在诊断骨髓瘤的价值尚存争议，有人甚至认为毫无作用。但也有文献报道骨髓瘤病灶放射性摄取增高为最常见，冷区也较常见。

4. 脊索瘤 典型表现为放射性摄取增高；但当其造成严重骨质破坏时，则表现为冷区。

二、PET-CT 在脊柱肿瘤中的应用

正电子发射计算机断层显像（positron emission tomography，PET）能够无创伤地从分子水平观察到人体的生理、生化变化，即器官和组织代谢的改变。目前应用最广泛的正电子显像剂是 ^{18}F- 脱氧葡萄糖（^{18}F-FDG），它在肿瘤组织中摄取的多少与存活的肿瘤细胞糖分解代谢率成正比例关系，其浓集程度也在一定程度上反映了肿瘤恶性程度。一般疾病代谢的改变早于其形态和解剖结构的变化，因此可早期发现病变。

PET 在肿瘤中的应用主要包括：鉴别肿瘤的良、恶性；肿瘤的分期；疗效随访和监测；寻找原发灶；评估恶性程度，估测预后；勾画放疗靶区，帮助制订放疗计划等。

PET-CT 是将 PET 和 CT 两种设备有机地结合在一起，同时具有 PET 的功能信息和 CT 的定位及解剖信息。由于两者优势互补，它不是二者功能的简单叠加，而是 1+1＞2。PET-CT 是当代最成功的图像融合技术。

1. 脊柱病变的良、恶性鉴别 SUV 的测量有助于良性与病理性骨折的鉴别。Kato 等报道良性骨折 SUV 平均值为 1.36 ± 0.49，而病理性骨折为 4.46 ± 2.12。但目前如果仅依靠 SUV 值来判定肿瘤的良恶性，可能导致误诊。

Metser 等提出了 PET-CT 对脊柱恶性病变的诊断标准，有较好的临床实用性：

(1)如果 PET 和 CT 诊断一致认为恶性病变，即判定恶性。

(2)如果局部有 FDG 摄取增高，但 CT 提示良性病变如骨赘、小关节退变，或椎旁肌肉生理性 FDG 摄取，判断为良性病变。

(3)如果两者诊断不一，具备以下两种情况之一即判断为恶性病变：①尽管 CT 结果为阴性，但 PET 结果肯定为恶性，且广泛转移累及其他骨骼；② CT 显示的小病灶肯定为恶性，但无 FDG 摄取增高（病灶太小，小于 PET 的分辨率）。

(4)如果一种影像诊断为可疑恶性，另一诊断为良性病变，则判断为不确定。

2. 恶性肿瘤骨转移寻找原发灶 PET-CT 不仅能追踪转移瘤原发灶，还可发现常规影像学检查未能覆盖的其他部位转移灶，有助于临床分期，了解全身情况，对制订治疗方案有重要价值。对全身不明原发灶的转移瘤，PET-CT 能检出常规影像学检查未能发现的 33% ~ 57% 的原发灶，还能发现一些其他影像学检查未能发现的转移灶，改变了 48.5% 患者的治疗方案。但对原发灶的显示，由于 PET-CT 显像中存在的假阳性和假阴性问题，会影响原发灶的检出。容易引起假阳性的病变包括炎性病变、肺部肉芽肿、放射性肺炎和术后改变等；甲状腺腺瘤、结肠腺瘤、子宫肌瘤、垂体瘤、自身免疫性胰腺炎和胰腺假瘤等也可出现 FDG 高摄取。PET

的假阴性主要与以下三方面有关：^{18}F-FDG 通过泌尿系统排泄，^{18}F-FDG 低摄取肿瘤（肺泡细胞癌、肾透明细胞癌、胃印戒细胞癌、硬化性乳腺癌、某些类型的肝癌，前列腺癌和神经内分泌肿瘤等），病灶小于 1cm。另外如"小原发、大转移"时，判断原发灶也很困难。10% ~ 30% 的病例直至患者死亡也没能找到原发灶。鉴别诊断还包括多发性骨髓瘤髓外侵犯、累及多系统的结核和淋巴瘤。因此 PET-CT 的诊断要密切结合临床、实验室检查甚至病理的结果。

3. 对于转移瘤，PET-CT 不能完全取代 ECT，二者联合应用可以起到相互补充、印证的作用。相比之下，PET-CT 具有较高的特异性，但灵敏度较低。对 24 例病理证实的恶性肿瘤并可疑骨转移的患者均经 PET 与 ECT 检查，共有 39 处不一致。最终诊断显示 8 处骨转移者 PET 有阳性表现，而骨扫描未发现这些病变；另外 11 处转移和 20 处良性病变 ECT 阳性，而 PET 检查阴性。

4. 治疗反应监测和肿瘤复发评价　脊柱肿瘤的局部解剖结构复杂，肿瘤种类较多，手术治疗方法变化较多，对于评价术后复发较为困难。PET-CT 可以评价肿瘤的代谢功能，不受术后局部解剖结构改变的影响，在监测肿瘤复发方面，较传统影像学方法有一定优势。

（作者：李欣欣　审校：张卫方）

参考文献

1. 周前, 屈婉莹. 中华影像医学: 影像核医学卷. 北京: 人民卫生出版社, 2010.
2. 潘中允. 实用核医学. 北京: 人民卫生出版社, 2014.
3. Abdelhamid H .Elgazzar. 骨科核医学. 彭京京主译, 北京: 人民卫生出版社, 2010.
4. Even-Sapir E. Imaging of malignant bone involvement by morphologic, scintigraphic,and hybrid modalities. J Nucl Med, 2005, 46:1356-1367.
5. Horger M, Eschmann SM, Pfannenberg C, et al. Evaluation of combined transmission and emission tomography for classification of skeletal lesion. Am J Roentgenol, 2004, 183:655-661.
6. 韩丽君, 屈婉莹, 潘纪成, 等. 正电子发射计算机体层摄影——CT诊断骨转移瘤的临床价值. 中华放射学杂志, 2005, 39(11) :1157-1161.
7. Kato K, Aoki J, Endo K. Utility of FDG-PET in differential diagnosis of benign and malignant fractures in acute to subacute phase. Ann Nucl Med, 2003, 17(1):41-46.
8. Metser U, Lerman H, Blank A, et al. Malignant involvement of the spine: assessment by ^{18}F-FDG PET-CT.J Nucl Med, 2004; 45(2):279-284.
9. Pelosi E, Pennone M, Deandreis D, et al. Role of whole body positron emission tomography-computed tomography san with 18F-fluorodeoxyglucose in patients with biopsy proven tumor metastases from unknown primary site. QJ Nucl Med Mol Imaging, 2006, 50(1):15-22.
10. Hoshi M, Taguchi S, Hayakawa K, et al. Evaluation of clinical problems associated with bone metastases from carcinoma from unknown primary sites. Orthop Trauma Surg, 2011, Jan, 131(1):59-64.

第六节　CT引导下脊柱病变穿刺活检

脊柱病变种类繁多，有时仅凭影像学表现难以确诊。CT引导下脊柱穿刺活检适应证广、创伤小、准确率高，可以作为临床常用的术前确诊手段。

一、术前评估

1. 是否影像学诊断不明；

2. 是否具有穿刺活检适应证；

3. 是否具有穿刺活检禁忌证；

4. 是否能够耐受穿刺活检术。

二、评估麻醉方式：小儿或不能配合的患者可采取全身麻醉的方式。

三、围术期准备

1. 签署知情同意书；

2. 完善术前化验检查；

3. 基础病对症治疗：比如降压、控制血糖等；

4. 初步评估穿刺部位；

5. 体位练习。

四、术前准备

1. 选择性镇痛或镇静；

2. CT扫描确定穿刺部位；

3. 选择穿刺路径：颈椎、胸椎多采取椎旁入路；腰椎多采取椎弓根入路和椎旁入路进行穿刺活检；

4. 选择穿刺针型号：如为成骨性病变，可以单纯采取骨活检针进行取材；如为溶骨性病变，可以单纯采取软组织活检针进行取材；如为混合性病变，可以先采取骨活检针破骨后，导入软组织活检针进行取材。

五、操作方法

1. 术区消毒铺巾；

2. 局部浸润麻醉；

3. 按设计入路进行穿刺；

4. 获取标本；

5. 稀甲醛溶液固定。

六、病理科检测

常温保存标本。12小时内送达病理科。

（作者：柳　晨　审校：袁慧书）

第七节 脊柱肿瘤的病理学诊断

一、骨病变病理学检查注意事项

在很多情况下，骨病变的正确诊断需要病理、临床、影像学三结合综合判断。患者年龄、既往病史、病变单发或多发、病灶主体的位置（骨内还是骨周围）、病变侵袭程度和范围、生长方式（膨胀性还是浸润性）等，有时对诊断尤为重要。

进行病理检查的标本类型可以是：穿刺活检、术中冰冻、术后大标本。送检组织量越多越有利于病变的全面观察和确诊。穿刺活检一般可以确诊骨转移瘤、小细胞肿瘤（如骨髓瘤、淋巴瘤和 Ewing 肉瘤），初步判断肿瘤的恶性程度，但对于良性骨病变和非肿瘤性病变有时难以确诊。质地较软组织可以进行术中冰冻检查，但含有碎骨片或钙化明显的质硬组织冰冻无法制片，只能进行常规石蜡包埋切片检查，必要时脱钙处理。

脊柱疾病包括上百种原发性良性和恶性肿瘤、转移瘤、肿瘤样病变和炎症等。获得正确的病理诊断有时需要多个步骤：所有送检标本首先进行 HE 染色后常规组织学检查；根据组织学表现的初步判断，很多疾病尚需进一步行免疫组织化学染色、分子生物学检测（如基因突变、染色体易位等）、病原学检测（如抗酸染色、结核 PCR 等）才能确诊。

二、脊柱常见非肿瘤性病变和瘤样病变

1. 骨髓炎 好发于青少年和年老体弱者。临床上有炎症表现，多单发，少数为多灶性。一般由化脓菌感染引起。急性骨髓炎以中性粒细胞为主，慢性骨髓炎以淋巴、浆细胞为主，常伴有炎性肉芽组织增生、纤维化和死骨形成。硬化性骨髓炎是一种慢性骨髓炎，有明显骨膜反应和反应性新骨形成，髓腔内炎性肉芽组织增生和纤维化明显，但中性粒细胞数量较少，有时影像学与恶性骨肿瘤不易区分。由真菌和结核杆菌引起的骨髓炎多表现为肉芽肿性病变。

2. 脊柱结核 是骨结核最常见的部位。典型的病理表现是：死骨形成、干酪样坏死和结核肉芽肿。抗酸染色和结核杆菌 PCR 检测有助于诊断。

3. 骨 Paget 病 又称畸形性骨炎，多为 50 岁以上男性，可累及中轴骨或四肢长骨，单骨或多骨病变。病变骨不断吸收和重建，但骨形成超过骨吸收，因此骨小梁增粗，但结构紊乱，呈囊状多孔状。病理特征：骨小梁粗大，骨母细胞和破骨细胞同时增生，大量编织骨堆积，新旧骨质之间黏合线形成。

4. 甲状旁腺功能亢进引起的骨病 多由甲状旁腺增生或肿瘤所致，也可继发于慢性肾病或肠道疾病。外周血甲状旁腺激素水平升高、高钙低磷；高尿钙，伴泌尿道结石。两种骨病表现：①全身弥漫性骨质疏松；②多发性溶骨性病变，形成棕色瘤和纤维囊性骨病。棕色瘤常被误诊为骨巨细胞瘤，组织学上有破骨细胞样巨细胞和成纤维细胞增生、含铁血黄素沉积和组织细胞反应。巨细胞瘤大多为孤立性，棕色瘤为多发性病变。

三、脊柱常见原发性肿瘤

（一）成骨性肿瘤

良性	恶性
骨瘤	普通型骨肉瘤
内生性骨疣（骨岛）	血管扩张型骨肉瘤
骨样骨瘤	小细胞骨肉瘤（高度恶性）
骨母细胞瘤	低级别中心性骨肉瘤（低度恶性） 骨旁骨肉瘤（低度恶性） 骨膜骨肉瘤（中度恶性） 高级别表面骨肉瘤（高度恶性） 继发性骨肉瘤

1. 骨样骨瘤和骨母细胞瘤的组织学表现类似，但骨母细胞瘤体积更大，进展性生长，因此又称为"巨大骨样骨瘤"。人为规定病变直径 <2cm 为骨样骨瘤，直径 >2cm 为骨母细胞瘤。

骨样骨瘤影像学表现为放射透亮区（瘤巢），周围有硬化边缘，硬化区可十分广泛。由于瘤巢由反应性增生的硬化骨包绕，病理取材可能遗漏小的瘤巢，造成诊断困难。瘤巢由未成熟骨样组织或编织骨构成，骨小梁间含有血管丰富的间质，因此肉眼观察瘤巢为界限清楚的红色颗粒状病灶。

骨母细胞瘤好发于中轴骨，40%～55% 位于脊椎骨，尤其是椎骨的后部包括椎弓、横突和棘突。病变界限清楚，膨胀性生长，周围无明显硬化带，不向周围原有骨小梁侵犯。有些病变骨母细胞生长活跃，细胞更丰富，呈上皮样，称为"上皮样骨母细胞瘤"或"侵袭性骨母细胞瘤"。此类病变具有局部侵袭性，复发率较高，但一般不出现远处转移。如果病变侵犯原有正常骨和周围软组织，则更倾向于骨肉瘤。

2. 骨肉瘤 90% 的患者为 25 岁以下青少年，40 岁以后有第 2 个发病高峰，后者以长骨干骺端以外非典型部位骨肉瘤和继发性骨肉瘤为主。组织学诊断骨肉瘤的两大基本要素是：间变性肉瘤细胞和由肉瘤细胞直接形成的肿瘤性骨样组织。按肿瘤细胞产生基质的不同，普通骨肉瘤分为成骨型、成软骨型和成纤维型三大基本类型。其他少见的组织学亚型有：硬化性、骨母细胞瘤样、富于巨细胞性、上皮样、恶性纤维组织细胞瘤样、软骨母细胞瘤样、透明细胞型和软骨黏液样纤维瘤样骨肉瘤。

（二）成软骨性肿瘤

软骨性肿瘤发生在手足小骨多数为良性，而在脊柱多为恶性。肿瘤体积越大、边界越不清楚，恶性可能性越大。软骨性肿瘤良恶性的鉴别中，浸润比细胞学异型性更为重要，因此应关注有无髓内浸润、皮质浸润和软组织浸润等恶性影像学和病理学特点。

良性	交界性	恶性
骨软骨瘤	多发性软骨瘤病	髓内（中心型）软骨肉瘤
软骨瘤		普通型软骨肉瘤（Ⅰ、Ⅱ、Ⅲ级）
内生软骨瘤		间叶性软骨肉瘤（高度恶性）
骨膜软骨瘤		去分化软骨肉瘤
软骨母细胞瘤		黏液样软骨肉瘤
软骨黏液性纤维瘤		透明细胞软骨肉瘤（低度恶性）
		骨表面（周围型）软骨肉瘤
		骨膜软骨肉瘤（低度恶性）
		继发性软骨肉瘤

软骨肉瘤多见于中老年人，预后与组织学类型和组织学分级直接相关。普通型软骨肉瘤按组织分化程度分Ⅰ～Ⅲ级。Ⅰ级分化好，组织学上类似于良性软骨组织；诊断软骨肉瘤的根据为髓内浸润、骨皮质破坏、哈弗管内浸润、骨外软组织浸润等浸润性生长的表现；单纯根据病理组织学表现经常难以诊断良恶性，在送检标本有限时需结合临床情况综合判断。

（三）淋巴造血系统肿瘤

1. 浆细胞性骨髓瘤　好发于老年人，40岁以下少见。造血功能越活跃的部位发生骨髓瘤的机会越多，多见于中轴骨。正常骨髓组织被单一性浆细胞取代，细胞分化成熟者类似成熟浆细胞，未分化者类似大细胞性淋巴瘤或转移性未分化癌。需要进行免疫组化染色证实增生的肿瘤细胞为单克隆性浆细胞。

2. 淋巴瘤　可以原发于骨，也可以是骨外淋巴瘤转移至骨内。肿瘤细胞在骨小梁之间穿插生长，取代正常骨髓组织，骨小梁可长期保留。组织学类型以非霍奇金淋巴瘤为主，以弥漫性大B细胞淋巴瘤占绝大多数。骨原发性霍奇金淋巴瘤非常少见，但当病变累及骨骼时，脊椎最易受累。免疫组化对淋巴瘤的诊断和分型是必不可少的。

3. 朗格汉斯细胞组织细胞增生症　过去病因不清曾称为"组织细胞增生症X"，可分为三型：单骨受累、多骨受累（伴有或不伴有皮肤受累）和多器官受累（骨、肝、脾及其他）。

单骨型病变最为常见，传统上称为嗜酸性肉芽肿（EG）。组织学上，肿瘤细胞为簇状增生的朗格汉斯细胞，有特征性卵圆形细胞核和纵行核沟，胞浆透亮。常有嗜酸性粒细胞反应，也可见其他炎症细胞。免疫组化检查，肿瘤细胞表达特异性标记物CD1α和Langerin，S-100阳性。

（四）巨细胞肿瘤

常见于20岁以上骨骼已成熟的患者，少数发生于儿童期。典型发病部位是在长骨的骺端，发生于脊柱者相对少见。病变可呈多中心性，尤其年轻患者和发生在手足小骨者。组织学上包含两种主要成分：间质细胞和巨细胞。巨细胞呈"破骨细胞样"，细胞核一般 20 个以上，倾向于排列于细胞中心部位。低度恶性，易局部复发。少数可发生远处转移，最常转移至肺。复发及转移与否和组织学表现无明显相关性。具有明显肉瘤样表现者（恶性骨巨细胞瘤）预后差：单核细胞具有明显多形性，细胞核异型性明显，分裂活跃，常伴有坏死。

（五）脊索瘤

发病高峰年龄在 50 ~ 60 岁。好发于脊柱两端，最常见的发病部位依次为：骶尾区、蝶枕区、颈椎。肉眼观察呈分叶状、胶冻状结构。典型的肿瘤细胞呈空泡状，漂浮于黏液样基质中，也可出现梭形细胞和胞浆丰富的上皮样细胞，可能类似于转移癌。免疫组化检查，肿瘤细胞表达 vim、S-100、CK、EMA 和 brachury，有助于诊断。

（六）血管肿瘤

良性	中间性	恶性
血管瘤	血管内皮瘤	上皮样血管内皮瘤（低度恶性）
海绵状血管瘤	Kaposi 样血管内皮瘤	血管肉瘤
毛细血管瘤	网状血管内皮瘤	高分化血管肉瘤
上皮样血管瘤（组织细胞样血管瘤）	恶性乳头状淋巴管内血管内皮瘤	中分化血管肉瘤
硬化性血管瘤	混合性血管内皮瘤	低分化血管肉瘤
乳头状血管内皮增生（Masson 血管瘤）		上皮样血管肉瘤
血管球瘤		
淋巴管瘤		
淋巴管瘤病		

椎骨是骨血管瘤最常见的发病部位，大多无症状。有时呈侵袭性生长，并同时累及皮肤和软组织。骨的良性血管瘤以海绵状血管瘤多见，也可以是毛细血管瘤或动静脉血管瘤。青少年患者毛细血管瘤的内皮细胞增生活跃，并有较多核分裂象，但仍有分叶结构。上皮样血管瘤是指血管内皮细胞呈上皮样或组织细胞样，血管腔狭窄，间质内常有较多嗜酸性粒细胞浸润。侵袭性血管瘤病又称"大块骨溶解病"（Gorham 病），患者多是青少年或年轻人，表现为某一块骨或相邻一组骨的进行性溶解消失，病变可以跨关节扩散，肉眼看不到肿块，仅见暗红色出血区。组织学：受累区域骨和软组织中有弥漫性增生的良性血管。

上皮样血管内皮瘤是一种低度恶性的血管肉瘤。偶尔发生于骨，包括脊柱。可呈多中心性生长。影像学改变以溶骨性破坏为主。组织学检查可见内皮细胞呈上皮样条索状结构，有胞浆内空泡，而血管腔形成不明显，类似转移癌，但表达 CD31、CD34 等血管内皮标记物。

血管肉瘤影像学以溶骨性骨质破坏为主，部分高分化肿瘤可有硬化性改变。病变范围广，边界不清，侵及软组织，呈恶性影像学表现。组织学根据内皮细胞异型性及分化程度，分为高、中、低分化。部分肿瘤内皮细胞胞浆宽类似转移癌，称为"上皮样血管肉瘤"。血管内皮标记物 CD31、CD34、F8 等阳性。

（七）动脉瘤样骨囊肿（ABC）

分为原发性和继发性。多种骨病变，如骨巨细胞瘤、骨母细胞瘤、纤维结构不良等可继发 ABC 结构。原发性 ABC 多见于 20 岁以前。累及椎骨时，病变常在椎骨的脊侧部分，影像学显示有液平面。病变呈多囊性，囊内含有血液或浆液。组织学特点：囊壁及囊腔间隔由疏松排列的梭形成纤维细胞 / 肌纤维母细胞和良性巨细胞组成，梭形细胞分裂活跃，但没有异型性。间隔内常含薄层编织骨，部分病例骨组织为嗜碱性"蓝骨"，形成彩带样分布。

（八）纤维性和纤维组织细胞性肿瘤及肿瘤样病变

良性	交界性	恶性
骨的纤维结构不良	促结缔组织增生性纤维瘤	纤维肉瘤
骨性纤维结构不良（骨化性纤维瘤）		
纤维组织细胞瘤		恶性纤维组织细胞瘤

1. 骨的纤维结构不良　也称骨纤维异常增殖症。近年研究发现有 GNAS1 基因突变和染色体异常等遗传学改变，提示为肿瘤性病变。进展缓慢，预后好，青春期后常停止生长，很少恶变。单骨或多骨受累，多骨性病变常在 10 岁以前出现症状。病理特征：病变主要由增生的梭形成纤维细胞和不成熟编织骨构成。成纤维细胞无异型性，分裂活性低。骨小梁呈字母形、逗点状，骨小梁间不互相连接，表面无增生活跃的骨母细胞围绕。

2. 骨促结缔组织增生性纤维瘤　也称韧带样瘤，形态学呈良性表现，但在局部侵袭性生长，切除不充分易局部复发，应广泛切除确保治愈。一般不发生远处转移。21 ～ 30 岁成年人最多见。最易累及下颌骨，有时发生在骨盆、椎骨等少见部位。影像学表现为边界清楚的溶骨性病灶。大体标本检查，病变常质韧，有旋涡状表现。组织学上，病变由增生的梭形成纤维细胞 / 肌纤维母细胞和大量粗大的细胞外胶原束构成，细胞缺乏异型性，分裂象罕见。免疫组化肿瘤细胞核 β-catenin 阳性。

3. 恶性纤维组织细胞瘤　好发于中老年人。原发为多，25% 可继发于骨巨细胞瘤、骨 Paget 病、局部放疗等。组织学表现为高度恶性肿瘤，又称未分化肉瘤，这种表现可能是骨肉瘤、淋巴瘤、转移性癌肉瘤等分化差、异型性显著的表现，因此应当充分送检、全面取材，并进行必要的免疫组织化学等检查除外特殊分化。

（九）Ewing 肉瘤 / 原始神经外胚层肿瘤（PNET）

属于同一类型的小圆细胞肿瘤。由均匀一致的小圆细胞构成，细胞丰富，胞浆少，细胞轮廓不清，细胞核染色质细腻。Ewing 肉瘤缺乏神经分化的证据，而 PNET 具有向神经外胚层分化的表现（出现灶状菊形团或神经节分化，免疫组化表达神经内分泌标记，电镜下出现神经内分泌颗粒、微丝、突起等）。两者具有同样的特征性遗传学表现：90% 有 t（11,22）（q24;q12）染色体易位，约 10% 有 t（21,22）（q22;q12）易位，使 22 号染色体上的 EWS 基因和 11 号染色体上的 FLI-1 基因或 21 号染色体上的 ERG 基因融合形成有致瘤性的融合基因，可用 FISH 方法或 PCR 方法检测，有助于与其他多种小圆细胞肿瘤鉴别。患者年龄大多在 11～20 岁。影像学通常表现为浸润性破坏，病变范围广泛，有时累及整块骨。

四、转移瘤

较原发瘤更为常见。脊柱中轴骨因含血窦丰富的红骨髓，更容易发生转移瘤。原发部位最常见的是乳腺癌、肺癌、肾癌、甲状腺癌和前列腺癌，被称为嗜骨性肿瘤。软组织肉瘤很少转移到骨。骨转移瘤的病理学诊断大多较为容易。部分肿瘤保留原发灶的特征性结构，能判断原发灶或提示肿瘤原发部位，如甲状腺滤泡癌骨转移。但对于大部分原发灶不明的骨转移性肿瘤及低分化肿瘤，单纯根据形态学判断肿瘤原发灶是困难的，需要详细询问病史和详尽体检，尽管如此并非均能找到原发灶。成骨性转移有明显反应性骨母细胞和骨组织增生，有时会掩盖转移性肿瘤细胞，尤其在穿刺活检的小标本中有时仅有单个或小团癌细胞，免疫组化上皮标记 CK、EMA 阳性有助于诊断。

（作者：杨邵敏）

参考文献

1. Christopher D.M. Fletcher, Julia A. Bridge, et al.WHO Classification of tumours of soft tissue and bone. International Agency for Research on Cancer. Lyon, 2013.
2. Harrop JS, Schmidt MH, Boriani S, et al. Aggressive "benign" primary spine neoplasms: osteoblastoma, aneurysmal bone cyst, and giant cell tumor. Spine, 2009, 34(22 Suppl):S39-47.
3. Strike SA, McCarthy EF. Chondrosarcoma of the spine: a series of 16 cases and a review of the literature. Iowa Orthop J, 2011, 31:154-159.
4. Amirjamshidi A, Abbassioun K. Osteoblastoma of the third cervical vertebra in a 16-year-old boy: case report and review of the literature. Pediatr Neurosurg, 2010, 46(5):396-401.
5. Ropper AE, Cahill KS, Hanna JW, et al. Primary vertebral tumors: a review of epidemiologic, histological, and imaging findings, Part I: benign tumors. Neurosurgery, 2011, 69(6):1171-1180.
6. Ellis JA, Rothrock RJ, Moise G, et al. Primitive neuroectodermal tumors of the spine: a comprehensive review with illustrative clinical cases. Neurosurg Focus, 2011, 30(1):E1.
7. Wang VY, Potts M, Chou D. Sarcoma and the spinal column. Neurosurg Clin N Am, 2008, 19(1):71-80.
8. Howard D. Dorfman, Bogdan Czerniak. Bone tumors. St. Louis: Mosby, Inc. 1998.

第八节　脊柱肿瘤的药物治疗

骨肿瘤的药物治疗需要按照肿瘤病理类型选择对应的治疗方案。下面按照肿瘤类型逐一简要介绍。

一、原发性骨肿瘤

包括临床异质性的多种类型。其中骨肉瘤占 35%，软骨肉瘤占 30%，尤文瘤占 16%；高级别未分化多形性骨肉瘤、纤维肉瘤和脊索瘤占原发恶性骨肿瘤的 1% ~ 5%。同一种类型的原发骨肿瘤，也有多种亚型，其治疗及预后不同。

随着化疗的进展，新辅助治疗和辅助治疗可以明显改善骨肉瘤和尤文瘤患者的预后。所有类型的原发骨肿瘤 5 年生存率为 66.6%。

1. 软骨肉瘤　普通型软骨肉瘤占 85%，其他亚型如透明细胞、未分化、间叶型软骨肉瘤占 10% ~ 15%。

化疗：通常软骨肉瘤对化疗不敏感，Ⅰ ~ Ⅲ级软骨肉瘤没有明确的化疗方案。NCCN 指南推荐未分化型软骨肉瘤参考骨肉瘤进行治疗，间叶型软骨肉瘤参照尤文瘤处理。Mitchell 等报道，未分化型软骨肉瘤患者接受了顺铂 / 阿霉素方案的辅助化疗，可以提高生存期。Cesari 等报道，化疗可以延长间叶性软骨肉瘤患者的生存时间；来自德国的报道证实了接受化疗的间叶型软骨肉瘤的年轻患者效果好。但目前尚缺乏随机研究证据，化疗在软骨肉瘤治疗中的地位尚不明晰。

2. 脊索瘤　是局部侵袭性或低度恶性肿瘤，好发于脊柱的头尾两端，好发年龄为 50 ~ 60 岁。其生长缓慢，很少发生远处转移（晚期可转移）。可分为经典型（占大多数）、软骨样型（5% ~ 15%）和去分化型（2% ~ 8%）。

除了高级别去分化型脊索瘤外，其他类型脊索瘤对化疗都不敏感。血小板生长因子受体、表皮生长因子受体（EGFR）和 mTOR 等几个信号传导通路与脊索瘤的发病相关，使靶向治疗成为可能。一项Ⅱ期临床研究观察，进展期脊索瘤患者应用伊马替尼治疗的效果，按照 RECIST 评价标准，70% 的患者疾病稳定，64% 的患者达到 6 个月以上的临床获益；在意向性人群中，无疾病进展时间（PFS）达到 9 个月。伊马替尼与顺铂或 sirolimus 联合应用对伊马替尼治疗后耐药的进展期脊索瘤有效。

EGFR 抑制剂如厄洛替尼和拉帕替尼也对伊马替尼耐药的进展期脊索瘤治疗有效。在一项Ⅱ期临床研究中，观察 18 例局部进展和转移的脊索瘤患者接受拉帕替尼治疗疗效，根据 Choi 评价标准（即 RECIST 标准基础上疾病稳定）评估，33% 达到部分缓解率，39% 疾病稳定；根据 Choi 和 RECIST 标准评估，中位 PFS 分别为 6 个月和 8 个月。

3. 尤文肉瘤家族　尤文肉瘤家族是一组小圆细胞肿瘤，包括尤文肉瘤、原发神经内分泌肿瘤（PNET）、Askin's 肿瘤、骨的 PNET 和骨外的尤文肉瘤。85% 患者存在 22q12 的基因融合，好发于青少年，原发部位常为骨盆、股骨、胸部的骨骼等。

目前认为对尤文肉瘤有效的药物有环磷酰胺、阿霉素、更生霉素、长春新碱、卡氮芥等。组成的联合方案也很多，效果较好的为 CVD 方案（CTX+VCR+DACT+VCDA）、CVDA 方案（在 CVD 方案的基础上加 ADM）等。因本病大多在 2 年内发生转移，故一般主张化疗需持续 2 年。

原发躯干部肿瘤患者 3 年无瘤存活率为 53%，原发肢体者 3 年无瘤存活率为 75%。肿瘤位于骨盆者预后最差，5 年存活率为 21%，而位于其他部位者为 46%。肿瘤大小是影响预后的另一个主要因素，凡肿瘤容积小于 100ml，3 年无瘤存活率为 80%，大于 100ml 者仅为 32%；凡化疗能使肿瘤缩小或消失，在组织学上显示好反应者，预后远较反应差者好，3 年无瘤存活率分别为 79% 和 31%。据统计，多药联合化疗方案较单药化疗预后好；患者在治疗时，有发热、体重下降、贫血、血清乳酸脱氢酶高、红细胞沉降率超过 33mm / h、白细胞计数明显增高者，提示预后不良。

4. 骨巨细胞瘤　是一种良性肿瘤，占原发骨肿瘤的 3% ~ 5%，而在中国，约占所有原发骨肿瘤的 13.7%。通过活检确诊。

对于可切除的病例首选切除；但对于不可切除的中轴骨病变，或者虽然可切除、但切除后会发生不可接受的病残率的病例，推荐进行非手术治疗，可供选择的非手术治疗方法包括：连续动脉栓塞、地诺单抗、干扰素或聚乙二醇干扰素。

5. 骨肉瘤　是儿童和青少年最常见的原发恶性骨肿瘤，其治疗是以新辅助化疗和手术为主的综合治疗。

术前化疗：适用于 Ⅱ、Ⅲ 期骨肉瘤患者。推荐药物：阿霉素、顺铂、大剂量甲氨蝶呤和异环磷酰胺。用药时间：1 ~ 2 周期，每周期 1 ~ 2 个月。

术后化疗：①药物选择：术前化疗敏感者，维持术前化疗药物种类和剂量强度；术前化疗不敏感者，更换二线药物，如紫杉醇、VP-16、VEGF 拮抗剂等；②用药时间：4 ~ 5 周期。

二、继发性骨肿瘤（骨转移瘤）

恶性肿瘤骨转移按病变特征可分为以下三种类型：溶骨型、成骨型和混合型。成骨型骨转移常见于前列腺癌、膀胱癌，约占骨转移的 10%。溶骨型骨转移占 70%，常见于肺癌和乳腺癌。骨转移致骨相关事件（SRE）是影响骨转移患者生活质量和生存的直接因素。SRE 发生危险性与恶性肿瘤类型相关。溶骨型病变为主的骨转移患者发生 SRE 危险性高。

（一）常见恶性肿瘤骨转移的治疗

1. 肺癌　应根据患者的机体状况、肿瘤病理学类型、病变累及范围（临床分期）和发展趋势，采取多学科综合治疗（MDT）模式，有计划、合理地制订个体化综合治疗方案。

（1）化疗：肺癌骨转移患者治疗前一般情况评估（PS 评分，performance status）。化疗适应证：PS 评分 ≤ 2 分（ECOG 评分，5 分法，Eastern Cooperative Oncology Group），重要器官功能可耐受化疗。对于小细胞肺癌（small cell lung cancer, SCLC）的化疗 PS 评分可放宽至 3 分。含铂双药联合化疗是晚期肺癌患者的标准一线方案，研究表明，对肺癌原发灶有效的化疗药物（联合铂类的第三代双药方案，如长春瑞滨联合铂类 -NP 方案、吉西他滨联合铂类 -GP 方案、紫杉醇联合铂类 -TP 方案、多西他赛联合铂类 -DP 方案），对骨转移灶并非一定有效，故骨转移灶的局部治疗仍是不可或缺的治疗方式；全身化疗可改善患者一般情况，提高生活质量。对于骨转移，一般需同时联合双膦酸盐药物治疗，鼓励患者参加临床试验。

（2）分子靶向治疗：肺癌的分子靶向治疗是针对可能导致细胞癌变的驱动基因，从分子水平阻断肿瘤信号传导通路，从而抑制肿瘤细胞生长，诱导凋亡，甚至使其完全消退的全新的生物治疗模式。根据药物的作用靶点，肺癌常用的分子靶向治疗药物包括：

1）以 EGFR 突变为靶点：表皮生长因子受体酪氨酸激酶抑制剂（Epidermal Growth Factor Receptor Tyrosine Kinase, EGFR-TKI），如厄洛替尼、吉非替尼、埃克替尼，在具有 EGFR 基因敏感突变的非小细胞肺癌患者中的疗效已经得到肯定。对携带 EGFR 基因敏感突变的非小细胞肺癌骨转移患者，EGFR-TKI 可作为一线治疗方案。

2）以 EML4-ALK 融合基因为靶点：中国非选择性非小细胞肺癌人群 EML4-ALK（棘皮动物微管相关蛋白样 4- 间变性淋巴瘤激酶，Echinoderm Microtubule-Associated-Protein-Like 4-Anaplastic Lymphoma Kinase）融合基因发生率约为 4%。克唑替尼是 ALK（间变性淋巴瘤激酶，anaplasticlymphoma kinase）、MET 和 ROS-1（C-ROS 原癌基因 1 酪氨酸激酶，C-Ros Oncogene 1 receptor tyrosinekinase）酪氨酸激酶的抑制剂，对有 EML4-ALK 融合基因的晚期非小细胞肺癌患者的疾病控制率可达 60% ~ 70%，已经成为继 EGFR-TKI 后又一种具有明确分子靶点和疗效预测标志的靶向药物。

3）以 VEGF 为靶点：贝伐单抗是人源化抗血管内皮生长因子（Vascular Endothelial Growth Factor , VEGF）的单克隆抗体，可以与 VEGF 结合，使之不能与受体结合，抑制肿瘤新生血管形成。贝伐单抗与化疗联合应用能够提高非鳞型非小细胞肺癌的疗效并延长患者生存期。贝伐单抗联合含铂双药化疗药物是目前晚期非鳞型非小细胞肺癌的标准一线治疗方案之一。

2. 乳腺癌 乳腺癌骨转移已经是一种全身性疾病，以全身治疗为主的综合治疗，其中化疗、内分泌治疗、分子靶向治疗作为复发转移乳腺癌的基本药物治疗。选择复发转移乳腺癌的治疗方法要考虑患者肿瘤组织的激素受体状况（ER/PR）、Her-2 是否过表达、年龄、月经状态以及疾病进展速度。

（1）内分泌治疗：疾病进展缓慢的激素反应性乳腺癌患者可以首选内分泌治疗。进展缓慢的复发转移乳腺癌特点：①原发和（或）复发转移灶肿瘤组织 ER 阳性和（或）PR 阳性；②

术后无病生存期较长（如术后 2 年以后才出现复发转移）；③仅有软组织和骨转移或无明显症状的内脏转移（如非弥散性肺转移和肝转移，肿瘤负荷不大，不危及生命的其他内脏转移）。

认为满足下列条件中一条或数条的患者有可能从内分泌治疗中获益：①原发灶和（或）复发转移灶 ER 和（或）PR 阳性；②老年患者；③术后无病间期较长；④既往内分泌治疗曾获益。

绝经后复发转移乳腺癌，一线内分泌治疗的首选为第三代芳香化酶抑制剂，包括阿那曲唑、来曲唑、依西美坦，二线内分泌治疗可以选择孕激素，如甲地孕酮、甲羟孕酮。绝经前复发转移乳腺癌患者可以首选化疗，适合或需要用芳香化酶抑制剂作为内分泌治疗时，可以采取有效的卵巢功能抑制（药物性或卵巢切除）联合芳香化酶抑制剂。

（2）化疗：疾病进展迅速的复发转移患者应首选化疗，而 Her-2 过表达的患者可以考虑联用曲妥珠单抗治疗。乳腺癌骨转移患者，如果 ER 和 PR 均阴性、术后无病间隔期短、疾病进展迅速、合并内脏转移、对内分泌治疗无反应，则应考虑化疗；绝经前复发转移乳腺癌患者可以首选化疗。

推荐用于转移性乳腺癌化疗的药物包括：蒽环类、紫杉类、卡培他滨、长春瑞滨、吉西他滨。辅助治疗未用过蒽环类和紫杉类化疗的患者首选 AT 方案（蒽环类联合紫杉类），但临床未判定为耐药和治疗失败的患者也可使用 AT 方案。蒽环类辅助治疗失败的患者可以选择的方案有：XT（卡培他滨联合多西他赛）和 GT（吉西他滨联合紫杉醇）方案。紫杉类治疗失败的患者目前尚无标准方案推荐，可以考虑使用卡培他滨、长春瑞滨、吉西他滨和铂类，也可以单药或联合化疗，但单纯骨转移患者一般不主张采用联合化疗。

3. 前列腺癌

（1）激素敏感型前列腺癌骨转移治疗：对于激素敏感型前列腺癌骨转移患者，一线内分泌治疗是其主要治疗手段。治疗方案有雄激素剥夺治疗（ADT）（包括手术去势和药物去势）和阻断雄激素治疗（CAB）。ADT 可加速骨质丢失，引起骨质疏松。联合双膦酸盐类药物可保护患者骨健康，降低骨相关事件发生率（证据水平为 Ib）。对于已出现脊髓压迫症状但未瘫痪患者，建议对骨病变进行放疗的同时进行内分泌治疗；而对已发生病理性骨折的患者，在开始内分泌治疗后，可考虑手术复位固定。鉴于 ADT 可引起骨质疏松，对无高钙血症的患者，建议补充维生素 D 和钙片。推荐选用双膦酸盐类药物预防内分泌治疗相关的骨质丢失（推荐分级 A）。推荐选用双膦酸盐治疗前列腺癌患者的高钙血症（推荐分级 B）。

（2）激素抗拒型前列腺癌骨转移治疗：约 30% 的晚期前列腺癌对内分泌治疗不敏感，激素敏感型患者 12 ～ 18 个月内分泌治疗后往往转变为雄激素非依赖型（AIPC）和激素抗拒型（HRPC）。AIPC 或 HRPC 骨转移有效的治疗手段包括化疗和双膦酸盐及姑息对症治疗。目前研究显示多西他赛为主的化疗可延长 HRPC 患者生存时间。建议对于激素抗拒型患者，采用多西他赛为主一线化疗方案（推荐分级为 A 级）。对一线化疗方案治疗失败患者可建议其参加新药临床试验。

4. 肾癌 选择内科为主的综合治疗。切除肾原发灶可提高干扰素或白介素治疗转移性肾癌的疗效。2006 年起，NCCN、EAU 将分子靶向治疗作为转移性肾癌的一、二线治疗药。

（1）分子靶向治疗：索拉菲尼治疗转移性肾癌疾病控制率达到 80%，中位 PFS 达到 41周；舒尼替尼有效率为 24.8%，PFS 为 11.2 个月；贝伐单抗联合 IFN-α 有效率为 30.6%，PFS为 10.2 个月。

（2）细胞因子治疗：白介素 -2 可作为转移性透明细胞癌的一线治疗用药，PFS 大于 12个月，推荐剂量：1800 万 IU/d，皮下注射，5 日 / 周，共 5 ~ 8 周。

（3）干扰素 -α：作为低、中危险因素的转移性肾透明细胞癌患者的一线治疗；有效率为 15%，中位生存时间为 8.5 ~ 13 个月。推荐剂量：900 万 IU/ 次，肌内注射或皮下注射，3 次 / 周，12 周为 1 疗程。

（4）化疗：主要作为转移性非透明细胞癌患者的一线治疗方案，化疗有效率在 10% ~ 15%。化疗药物有：吉西他滨、氟尿嘧啶、卡培他滨和顺铂。吉西他滨联合氟尿嘧啶或卡培他滨主要用于以透明细胞癌为主型的转移性肾癌；吉西他滨联合顺铂主要用于以非透明细胞癌为主型的转移性肾癌。

（二）骨修饰剂的应用

1. 双膦酸盐 是骨转移的基础用药，可以和常规抗肿瘤治疗（化疗、靶向治疗、放疗、放射性核素治疗和手术治疗）联合使用。

第一代双膦酸盐药物（羟乙膦酸盐、氯膦酸盐）和第二代双膦酸盐药物（帕米膦酸盐）能改善肿瘤骨转移患者疼痛、控制病情、预防骨转移的并发症和提高患者生活质量。第三代双膦酸盐药物伊班膦酸钠（邦罗力）、唑来磷酸在此基础上，还能显著降低恶性肿瘤骨转移的高钙血症，增加骨质密度，减少骨代谢紊乱。

（1）适应证：患者明确诊断骨转移后，如无双膦酸盐应用禁忌证，均推荐应用双膦酸盐治疗。包括以下几种：①骨转移引起的高钙血症；②骨转移引起的骨痛；③ ECT 异常，X 线或 CT、MRI 证实骨转移；④ ECT 异常，X 线正常，但 CT 或 MRI 显示骨破坏；⑤无骨痛症状，但影像学诊断为骨破坏。

下列情况不推荐使用双膦酸盐：① ECT 异常，X 线正常，CT 或 MRI 也未显示骨破坏；②存在骨转移风险（LDH 或 ALP 增高）的患者。

（2）用药时间及停药指征：一旦确诊骨转移应即刻应用双膦酸盐。研究证明双膦酸盐用于转移性肿瘤的中位时间为 9 ~ 18 个月。因此，除非不能耐受该类药物的不良反应或出现禁忌证，推荐至少应持续用药 9 个月以上，并根据患者获益情况考虑是否长期用药。停药指征：①用药过程中检测到与双膦酸盐治疗相关的严重不良反应；②治疗过程中出现肿瘤恶化，或出现其他脏器转移并危及患者生命；③继续用药不能获益。另外，研究表明患者治疗期间出现骨痛加重或 SRE 时，继续接受唑来膦酸治疗，可以减少再次发生 SREs 的风险，因此在应用某种双膦酸盐治疗过程中即使发生 SREs 仍建议继续用药，换药是否获益还有待更多的临床研究结果证实。

（3）不良反应：双膦酸盐有较好的耐受性，主要不良反应包括：流感样症状（骨痛、发热、疲乏、寒战及关节痛和肌痛）、不需治疗的无症状血浆磷酸盐水平降低、低钙血症、肾功能损害、颌骨坏死（ONJ）等，偶有注射部位的轻度反应。

（4）用药注意事项包括：①用药前监测患者血清电解质水平，重点关注血肌酐，血清钙、磷酸盐和镁等指标；②选择药物应考虑患者的一般状况、疾病的总体情况及同时服用的其他药物；③双膦酸盐可与化疗、靶向治疗、放疗等常规抗癌治疗及镇痛药联用；④用药期间应定期（3～6 个月）监测血钙，长期使用双膦酸盐应注意每日补充钙 500mg 和适量维生素 D；⑤用药期间应定期（3～6 个月）监测肾功能，肌酐清除率 >30ml/min 的患者，除口服氯膦酸盐和伊班膦酸无需调整剂量外，其他双膦酸盐应根据产品说明书进行减量或延长输注时间；⑥对少数患者长期使用双膦酸盐后有发生颌骨坏死的风险（由高到低为唑来膦酸、帕米膦酸盐、阿仑膦酸盐、利塞膦酸盐、伊班膦酸盐），应在用药前进行口腔检查，并进行适当的预防性治疗；用药期间应注意口腔卫生，尽量避免包括拔牙在内的口腔手术；如出现牙龈肿痛应停用，必要时下颌骨摄片评估风险。如治疗期间无诱因出现相关症状或体征，应尽早联系专科处理。增加下颌骨坏死风险的其他因素包括化疗、使用糖皮质激素以及口腔卫生差合并牙周疾病和牙周脓肿。⑦静脉应用时需注意急性期反应，发生率由高到低为唑来膦酸、帕米磷酸盐、伊班膦酸盐，可预防性或治疗性使用镇痛药缓解，无需停药。鉴于可能存在上述风险，建议临床医生在使用双膦酸盐药物时密切监护患者健康状况，应针对患者不同状况调整治疗方案，最大程度地保障患者的用药安全。

2. 地诺单抗 近年来，研究显示，NF-κB 受体活化因子 /NF-κB 受体活化因子配体 / 骨保护素（RANK/RNAKL/OPG）系统在破骨细胞的成熟和活化过程中维持骨代谢平衡，也参与了恶性肿瘤骨转移相关事件的发生。地诺单抗（Denosumab）是人源化的单克隆抗体，靶向作用于 RANKL，通过阻止 RANKL 激活破骨细胞表面的受体（RNAK）发挥作用，抑制破骨细胞活化，减少骨吸收，增加骨密度和骨强度。2010 年 11 月美国 FDA 批准地诺单抗用以预防肿瘤转移并且骨质损害的肿瘤患者 SRE，不包括多发性骨髓瘤或其他血液系统肿瘤患者。用法：120mg 每 4 周皮下注射 1 次。国内正在进行上市前的临床研究。

（三）止痛药治疗

1. 癌性疼痛的药物治疗原则

（1）尽量口服给药，便于长期用药，可以减少依赖性和成瘾性。

（2）有规律按时给药，而不是出现疼痛时再给药。

（3）按阶梯给药，根据 WHO 推荐的癌性疼痛"三阶梯疗法"。

（4）用药应该个体化。

（5）注意使用抗焦虑、抗抑郁和激素等辅助药物，可提高镇痛治疗效果。

2. 癌性疼痛药物治疗的"三阶梯疗法"

（1）第一阶梯——非阿片类镇痛药：用于轻度癌性疼痛患者，主要药物有阿司匹林、对乙酰氨基酚（扑热息痛）等，可酌情应用辅助药物。

（2）第二阶梯——弱阿片类镇痛药：用于当非阿片类镇痛药不能满意止痛时或中度癌性疼痛患者，主要药物有可待因，一般建议与第一阶梯药物合用。因为两类药物作用机制不同，第一阶梯药物主要作用于外周神经系统，第二阶梯药物主要作用于中枢神经系统，二者合用可增强镇痛效果。根据需要也可以使用辅助药。

（3）第三阶梯——强阿片类镇痛药：用于治疗中度或重度癌性疼痛，当第一阶梯和第二阶梯药物疗效差时使用，主要药物为吗啡，也可酌情应用辅助药物。

（作者：梁 莉）

参考文献

1. Bone cancer NCCN 2015. V1.
2. 中国抗癌协会癌症康复与姑息治疗专业委员会. 恶性肿瘤骨转移及骨相关疾病临床诊疗专家共识 (2014版). 北京: 北京大学医学出版社, 2014.
3. 孙燕, 管忠震, 廖美琳, 等. 肺癌骨转移诊疗专家共识 (2014版). 中国肺癌杂志, 2014, 17(2):57-72.
4. 江泽飞, 于世英, 胡夕春, 等. 乳腺癌骨转移和骨相关疾病临床诊疗专家共识(修订中).
5. 恶性肿瘤骨转移及骨相关疾病临床诊疗专家组. 前列腺癌骨转移临床诊疗专家共识(2008版). 中华肿瘤杂志, 2010, 32(5):396-398.
6. 恶性肿瘤骨转移及骨相关疾病临床诊疗专家组. 肾癌骨转移临床诊疗专家共识(2008版). 中华肿瘤杂志, 2010, 32(4):317-319.

第九节 脊柱肿瘤的放射治疗

放射治疗（简称放疗）作为局部治疗的手段，在肿瘤治疗中占有重要地位。文献报道，恶性肿瘤的治愈效果 49% 源于手术，40% 源于放疗，仅 11% 受益于化疗。脊柱肿瘤发病率较低，但手术完整切除常常十分困难，放疗在其中发挥了重要的作用。

一、放疗在脊柱原发肿瘤治疗中的应用

（一）脊柱原发良性肿瘤

动脉瘤样骨囊肿、血管瘤、嗜酸细胞肉芽肿等良性骨肿瘤治疗方法以手术为主。血管瘤和动脉瘤样骨囊肿由于富含血管，有时手术切除难度大、出血多。由于其均对放射治疗敏感，故可以选择放疗作为非创伤性治疗。嗜酸细胞肉芽肿为自限性疾病，无症状时可以保守治疗，有症状后通过保守治疗无效时可以选择放射治疗。

1. 椎体血管瘤　放疗应用于脊柱血管瘤的治疗已经有几十年的历史。研究证实常规分割 30 ~ 40Gy 可有效控制血管瘤引发的疼痛（70% ~ 90%）并改善功能状态（90%）。北医三院目前放疗剂量为：椎体 40Gy/20f，局部病灶加量至 50Gy/20f。随访结果与上述相似。然而我们也注意到，放疗后血管瘤病变影像学检测病变缩小速度较慢，缩小程度可能不够理想，但临床症状改善常常令人满意。这与此前一些学者的报道有类似之处，提醒我们影像学检查并不能说明疾病缓解程度。

2. 动脉瘤样骨囊肿　此病好发于长骨，脊柱病变占 12% ~ 30%，大多伴有疼痛和肿胀。国外报道多以手术切除为主，完整切除不需放疗。刮除术后复发概率 40% 左右。所以不能完整切除或不能手术的患者应行放疗。放疗剂量多选择 20Gy/1 ~ 2w，疗效较为确切，复发率低于 10%。

3. 嗜酸细胞肉芽肿　此病多发生于儿童及青少年，为自限性疾病。经保守治疗无效、手术困难的患者可以考虑行放疗。儿童放疗指导剂量为 6 ~ 8Gy，成人为 10 ~ 14Gy，局部控制率及症状改善率均达到 90% 以上。由于放疗可能继发恶性骨肿瘤，所以放疗前应充分评价放疗利弊关系，再予以实施。

（二）脊柱原发恶性肿瘤

原发骨恶性肿瘤占全身恶性肿瘤不足 0.2%，发生于脊柱的恶性肿瘤约占骨肿瘤的 5%。全椎切除或称整块切除是原发脊柱恶性肿瘤的首选治疗，然而手术困难较大，常需配合术前或术后辅助放疗。同时对无法手术切除或术后复发恶性肿瘤，也可以给予根治剂量放疗达到治疗肿瘤的目的。

1. 脊索瘤　发病缓慢，常发生于骶骨及颅底的低度恶性肿瘤，约 10% 发生全身转移。手术切除仍是首选治疗，但根治性切除往往比较困难，所以对于无法手术、术后残留或术后复

发的患者，应行根治性放疗或辅助放疗。既往外照射的放疗经验提示，手术联合术后放疗对比单纯手术，可将 5 年局部复发率从 50% 降至 20%~30%。颈椎病变调强放疗剂量可提升至 60~65Gy，而骶骨病变的局部放射剂量可达到 80Gy。随着放疗技术的发展，质子治疗在脊索瘤放疗中发挥更重要的作用。国外文献报道术前放疗 50.4Gy，术中放疗 10Gy，术后质子局部补量 70Gy，使得患者 5 年生存率提升至 90% 左右。近期又有学者对分割方式进行改变，24Gy 单次照射作为根治性放疗为不能手术切除患者带来新的希望。北医三院目前放疗剂量，颈椎病变患者，椎体预防剂量 45Gy，肿瘤局部推量至 62Gy；骶骨脊索瘤患者，肿瘤局部剂量为 70Gy/30f，同时辅以热疗，进一步提升了放疗的敏感性。

2. 骨肉瘤　青年男性高发，好发于四肢，高级别骨肉瘤的标准治疗为术前新辅助化疗后根治切除。发生于脊柱的骨肉瘤同样以手术切除为主，不同的是，由于解剖位置复杂，脊柱骨肉瘤的完全切除率较低，术后常需行辅助放疗。术后尽量选择影像引导调强放疗或质子治疗等可有效避开脊髓的照射方式，放疗剂量应大于 55Gy，对于术后高危区可进一步补量至 60Gy 以上。对于不能手术的病例，放疗剂量应在保证周围正常组织的耐受剂量的条件下，将肿瘤区域提高到 60~70Gy。

3. 软骨肉瘤　成年人高发，盆腔及股骨近端是好发部位，也有部分软骨肉瘤发生于颅底或脊柱。治疗仍以手术治疗为主，对于无法完整切除、不可手术或术后复发患者，可行放疗控制病变。近期有一项回顾性研究指出，术前或术后辅助放疗与提高局部率有关。多个国外临床试验指出，质子放疗或质子联合光子的外照射可将颅底及颈椎软骨肉瘤的局部控制率提高到 92%~94%。重碳粒子放疗得到了同样高的局部控制率结果。目前对于术后残留或无法切除的软骨肉瘤，推荐放疗剂量为 >70Gy。对于颈椎病变，调强放疗很难达到以上照射剂量，但应在保证正常组织的前提下，尽量提升肿瘤区域剂量。

4. 尤文肉瘤　第二高发的儿童骨肿瘤，发病年龄多为 8~25 岁。好发于骨盆、股骨和胸壁。相比其他部位的尤文肉瘤来说，脊柱尤文肉瘤虽不常见，但侵袭性更强，所以局部控制率及长期生存率更低。到目前为止，尚没有放疗和手术对比的随机对照研究。几个回顾性研究分别比较了手术、放疗或手术 + 放疗对局限期的尤文肉瘤的疗效。结果显示虽然根治性手术或手术 + 放疗可将局部控制率提高到 95%~100%，高于根治性放疗（75%~86%），但无进展生存率及总生存率三种治疗模式无显著差别，5 年生存率均为 42%~52%。对于解剖复杂无法手术的患者，根治性放疗也可以取得很好的疗效。近期回顾性研究发现，发生于椎体的无法切除的尤文肉瘤单纯放疗的 5 年生存率达到 58%。已经发生全身转移的尤文肉瘤患者接受局部放疗后无病生存率也显著高于单纯全身治疗患者。目前推荐根治性放疗剂量为 55.8Gy 以上，对化疗反应不佳的患者应尽量将照射剂量提升至 59.4Gy。而术前或无残留的术后放疗给予 45Gy 即可。

5. 骨巨细胞瘤 目前被认为是低度恶性或潜在恶性的原发骨肿瘤。20～40岁为高发年龄，好发于股骨远端或胫骨近端。扩大切除术与肿瘤刮除术是最常用的两种手术方式，然而扩大切除术的局部复发率却远远低于肿瘤刮除术（分别为0%～12%和12%～65%）。而位于脊柱的骨巨细胞瘤往往难以完成扩大切除手术。所以术后残余病灶、术后复发或无法手术切除的病变都应进行放疗。近期一项回顾性研究证实，包含原发肿瘤及术后复发肿瘤的58例患者，5年局部控制率及生存率分别为85%和94%。目前放疗推荐剂量为50～60Gy，并建议应用调强放疗等更加先进的放疗方式进行照射。

6. 浆细胞瘤 / 多发骨髓瘤 又称为孤立性骨髓瘤，需进行全身检查排除多发病变后，方可诊断。浆细胞瘤可分为骨型及骨外型，两种类型均被证实对放疗敏感，单纯放疗即可取得满意疗效。放疗后局部控制率达79.0%～100%，10年总的生存率达50%～100%。NCCN指南放疗推荐剂量大于45Gy。目前北医三院采用调强放疗，受累椎体给予45Gy，肿瘤局部提升至55Gy。放疗还可以作为多发骨髓瘤的姑息治疗手段，通常对于有骨折风险、疼痛剧烈的患者，可给予10～30Gy照射以缓解疼痛或预防病理性骨折。

二、骨转移癌放射治疗进展

骨组织继肺和肝组织之后，在实体肿瘤转移好发部位中列第三位。5%～10%的患者在病程中会发生椎体转移。最常发生椎体转移的肿瘤是肺癌、前列腺癌和乳腺癌。这些患者中大多数接受以姑息疗法为主的放射治疗。放疗可以缓解疼痛、防止病理性骨折、阻止局部病变进展，且有可能恢复或逆转神经损伤。

传统放疗模式一般为二维或三维放疗，采用常规分割方式实施照射。由于缺乏靶区的高度适形性和精确性，治疗常受到脊髓受量的限制，而无法得到满意的效果。然而近十年来立体定向放射治疗（stereotactic body radiotherapy，SBRT）技术迅速兴起，大分割方式逐渐得到重视，靠近脊髓的转移病变也可以取得满意的疗效，使放疗在椎体转移治疗中发挥更重要的作用。

（一）外放疗分割方式

最近20年中，关于传统的外照射放疗分割模式与短疗程、大分割治疗方式比较，放射肿瘤学家做了大量的临床观察和研究，但直到今天，仍然没有定论。一些作者就长短疗程在肿瘤疼痛缓解、解除神经压迫及功能恢复方面做了比较，而另一部分学者则侧重于总生存率、无进展生存率及局部控制率的研究。结果显示两种分割方式各有优势。

大多数研究支持无论是单次大剂量放疗还是分次放疗都可以有效止痛。近期包含12个临床试验、3500名患者的Meta分析显示，单次照射和分次照射的疼痛总有效率可分别为60%和59%，疼痛完全缓解率为34%和32%，二者比较无明显差异。另一项Ⅲ期对照研究使用8Gy/1f与30Gy/10f比较，结果疼痛缓解情况也十分类似，总缓解率均达66%，单次照射完全缓解和部分缓解率分别为 15% 和 50%，分次照射为 18% 和 48%。神经性疼痛与骨痛性质不同，多表现为放射性刺痛或烧灼样痛，多源于椎体转移后肿瘤压迫了外周神经根。研究证实 8Gy/lf 或 20Gy/5f 照射患者疼痛缓解率相似，结果没有统计学差异。所以无论是骨痛还是神经痛，单次照射均显示出与分次照射同样的疗效。

严重影响脊柱转移瘤患者生存质量的因素是是否构成脊髓压迫。一旦造成脊髓神经损伤，常常会造成无法挽救的损伤，所以脊髓压迫成为急诊放疗的适应证之一。放疗后功能恢复情况与原发肿瘤病理类型、脊髓压迫与肿瘤确诊间隔时间、放疗前运动功能状态、肿瘤累及椎体数量以及脊髓压迫与放疗间隔时间等密切相关。不同分割方式对于下肢功能的保留程度同样得到关注。30Gy 短疗程放疗在功能保护及行走状态方面均不逊于长疗程，并且节约了医疗费用和加速器使用时间等，放疗后运动功能改善率为 41% ~ 43%，放疗后可行走的患者比例约为 75%，6 个月后患者功能进一步提高的比率为 55%。

近年来关于不同分割照射对肿瘤局部控制或生存率的研究也逐渐增多。其中较大样本量的前瞻性研究对长疗程和短疗程的中位生存期、中位进展时间、近期毒性反应等进行比较，发现以上指标均非常相近。2010 年 Rades 等又将分割方式分为长（30Gy/10f、37.3Gy/15f 和 40Gy/20f）和短（8Gy/lf、20Gy/5f）疗程对局部控制率的影响总结发表，结果提示短疗程组的局部控制率仅为 61%，显著低于长疗程组的 81%（$P=0.005$）；1 年生存率没有统计学差异，此研究建议对于预期寿命较长的患者使用长疗程的放疗模式。

（二）放疗技术

近 20 年来，放疗技术发展突飞猛进，从调强放疗（intensity-modulated radiotherapy，IMRT）、图像引导放疗（image-guided radiotherapy，IGRT）发展至断层放射治疗（tomotherapy）、射波刀（Cyber knife，又称赛博刀）和质子治疗，治疗时间逐渐缩短，精度逐渐提高，为椎体转移瘤放疗剂量的提升提供了条件。专家们纷纷将前沿放疗技术应用到椎体转移肿瘤的治疗当中来。

IMRT 治疗椎体转移瘤 1 年局部控制率达到 84%，随访期间没有脊髓、神经病变发生，主要失败模式是放疗野周围复发或硬膜外复发。另一项 IGRT 研究剂量提升至 58Gy、中位生物有效剂量提高至 74Gy，能够达到较好的疗效。也有学者应用 IGRT 给予单次大剂量放疗，中位照射剂量 24Gy/1f，脊髓最大剂量 14Gy，15 个月时局部控制率为 90%。总体而言，IMRT 和 IGRT 对于临近脊髓的椎体转移瘤放疗有一定优势，但剂量提升还会部分地受到脊髓受量影响。

断层放疗和赛博刀治疗发展十分迅猛，这两项技术在放疗中能够达到更好的适应性，从而更好地保护脊髓，提高靶区剂量。一项 40 例患者 110 个病灶的断层放疗结果令人鼓舞，平均照射剂量为 17.3Gy，分 1 ~ 5 次照射，82% 病灶缩小或稳定，疼痛好转率为 85%，1 年生存率 73%。针对赛博刀治疗脊柱转移瘤的研究较多，最大宗的研究对 500 例脊柱转移瘤患者进行 12.5 ~ 25.0Gy 单次照射，长期疼痛缓解率 86%，中位生存期 21 个月，对于初次放疗的患者来说，局部控制率可达 90%，而既往有放疗史的患者局控率为 88%。

（作者：孟 娜 江 萍 审校：王俊杰）

参考文献

1. Heyd R, Seegenschmiedt MH, Rades D, et al. Radiotherapy for symptomatic vertebral hemangiomas: results of a multicenter study and literature review. Int J Radiat Oncol Biol Phys, 2010,77(1):217-225.
2. Yamada Y, Laufer I, Cox BW, et al. Preliminary results of high-dose single-fraction radiotherapy for the management of chordomas of the spine and sacrum.Neurosurgery,2013,73(4):673-680.
3. Amichetti M, Amelio D, Cianchetti M, et al. A systematic review of proton therapy in the treatment of chondrosarcoma of the skull base. Neurosurg Rev,2010,33(2):155-165.
4. Schuck A, Ahrens S, von Schorlemer I, et al. Radiotherapy in Ewing tumors of the vertebrae: treatment results and local relapse analysis of the CESS 81/86 and EICESS 92 trials.Int J Radiat Oncol Biol Phys,2005,63(5):1562-1567.
5. Ruka W, Rutkowski P, Morysinski T, et al. The megavoltage radiation therapy in treatment of patients with advanced or difficult giant cell tumors of bone.Int J Radiat Oncol Biol Phys,2010,78(2):494-498.
6. Rades D, Stalpers LJ, Veninga T, et al. Evaluation of five radiation schedules and prognostic factors for metastaticspinal cord compression. J Clin Oncol,2005,23(15):3366-3376.
7. Maranzano E, Bellavita R,Rossi R,et al.Short-cour seversus split-course radiotherapy in metastatic spinal cord compression:results of a phase III,randomized,multi- center trial. J Clin Oncol,2005,23(15): 3358-3365.
8. Guckenberger M, Goebel J, Wilbert J, et al. Clinical outcome of doseescalated image-guided radiotherapy for spinal metastases. Int J Radiat Oncol Biol Phys,2009,75(3):828-835.
9. Mahadevan A,Floyd S,Wong E,et al.Stereotactic body radiotherapy reirradiation for recurrent epidural spinal metastases. Int J Radiat Oncol Biol Phys,2011,81(5):1500-1505.
10. Choi C Y, Adler J R, Gibbs I C,et al.Stereotactic radiosurgery for treatment of spinal metastases recurring inclose proximity to previously irradiated spinal cord. Int J Radiat Oncol Biol Phys,2010,78(2):499-506.

第十节　脊柱肿瘤的放射性核素治疗

放射性核素治疗是利用放射性核素在衰变过程中发射射线（β射线、α射线）的辐射生物效应来抑制或破坏病变组织的一种治疗方法。射线直接或间接作用于生物大分子，如核酸和蛋白质等，使其化学键断裂，分子结构和功能改变，起到抑制或杀伤病变细胞的作用，达到治疗的目的。一般情况下，细胞分裂活性越大，浓聚放射性核素能力越强，对射线越敏感，所受的放射损伤越大，而对正常组织的损伤较轻微。

通过静脉注射亲骨转移瘤的放射性药物进行内照射治疗是骨转移瘤治疗的有效手段之一。目前用于临床的主要有：$^{89}SrCl_2$ 及 ^{153}Sm-EDTMP。近年来 ^{188}Re、^{223}Ra 和 ^{177}Lu 等更多的放射性核素也应用于骨转移瘤的治疗当中，取得了很好的效果。^{89}Sr 与钙为同族元素，而 ^{153}Sm-EDTMP 与钙离子空间构型具有高度的相似性，因此可以富集于成骨细胞组织当中，从而杀伤肿瘤细胞，具有起效迅速、骨痛缓解时间长的特点。就局部照射剂量而言，核素内照射剂量明显低于体外照射，但其可能出现骨髓抑制效应，治疗中应严格掌握适应证，不宜优先选择。由于部分患者治疗后会出现明显的骨髓抑制且恢复较慢，影响化疗等后续全身治疗，因此，放射性核素治疗前应影像学确认，多学科共同评估，为患者选择合适的治疗及恰当的治疗时机。

1. $^{89}SrCl_2$ 的半衰期　为 50.6 天，组织中最大射程 6.67mm，发射纯 β 射线。转移灶部位聚集量为正常骨的 2 ~ 25 倍。常用剂量为 1.48 ~ 2.22MBq（40 ~ 60μCi）/kg 体重，或 111 ~ 148MBq（3 ~ 4 mCi）/ 次，一次静脉注射，3 ~ 6 个月后可重复应用。

2. ^{153}Sm-EDTMP 的半衰期　为 46.3 小时，同时发射 β 射线和 γ 射线。平均 β 射线射程为 3.4mm，对骨髓损伤较小。其发射的 γ 射线适合 ECT 显像，计算其病灶吸收剂量。常用剂量为 740 ~ 1110MBq（20 ~ 30mCi）/ 次，一次静脉注射，4 ~ 5 周后可重复应用。

3. 骨转移核素治疗的适应证及禁忌证

（1）适应证：①骨转移肿瘤患者伴有明显骨痛；②经临床、CT 或 MRI、全身骨显像和病理确诊多发骨转移肿瘤，尤其是前列腺癌、乳腺癌和肺癌骨转移患者且全身骨 ECT 显像病灶处有放射性浓聚；③原发性骨肿瘤未能手术切除或残留者，或伴转移者；④ WBC>3.5×10^9/L，PLT>80×10^9/L。

（2）禁忌证：①骨显像示转移灶仅为溶骨型冷区；②严重骨髓、肝、肾功能障碍的患者；③近期（6 周内）进行过细胞毒药物治疗的患者；④孕产妇及哺乳期患者。

4. 注意事项

（1）与最后一次化疗或放疗时间间隔一个月为宜。

（2）因骨髓抑制风险较高，恢复较慢（约 12 周），治疗前行血常规及肝、肾功能等常规检查。

（3）治疗前需取得 CT 或 MRI 或行局部活检组织学证实骨转移。常规需行全身骨显像评价全身骨转移的部位及代谢状态。

5. ^{89}SrCl$_2$ 和 ^{153}Sm-EDTMP 疗效比较 两者治疗多发性骨转移灶的适应证及禁忌证相同，但因物理性质不同，二者显效时间、疗效持续时间及骨髓毒性有差异。^{89}SrCl$_2$ 起效慢，疗效长，毒性相对轻，但持续时间长。^{153}Sm-EDTMP 剂量率高，起效快，病灶吸收量高，血液毒性重，持续时间短。^{89}SrCl$_2$ 价格明显高于 ^{153}Sm-EDTMP。

6. 疗效评价 临床研究表明，骨核素治疗对前列腺癌、乳腺癌、肺癌骨转移尤其是多发性转移灶有明显疗效，有效率 70%～85%。可使部分骨转移灶缩小或消失。通过破坏肿瘤组织缓解骨痛，明显提高患者的生活质量，但镇痛效果起始时间不定，多在用药后 1～2 周开始起效。

（作者：张卫方　梁　莉）

参考文献

1. 潘中允. 实用核医学. 北京：人民卫生出版社. 2014，1087-1097.
2. Guerra Liberal FD, Tavares AA, Tavares JM. Comparative analysis of 11 different radioisotopes for palliative treatment of bone metastases by computational methods. Med Phys.2014,41(11):114101.
3. Brady D, Parker CC, O'Sullivan JM. Bone-targeting radiopharmaceuticals including radium-223. Cancer J.2013,19(1):71-78.
4. Furubayashi N, Negishi T, Ura S, et al. Palliative effects and adverse events of strontium-89 for prostate cancer patients with bone metastasis. Mol Clin Oncol，2015,3(1):257-263.
5. Iakovou I, Doumas A, Badiavas K, et al. Pain palliative therapy in women with breast cancer osseous metastatic disease and the role of specific serum cytokines as prognostic factors. Cancer Biother Radiopharm,2014,29(3):116-123.
6. Autio KA, Pandit-Taskar N, Carrasquillo JA, et al. Repetitively dosed docetaxel and 153samarium-EDTMP as an antitumor strategy for metastatic castration-resistant prostate cancer. Cancer, 2013,119(17):3186-3194.

第十一节　术前选择性动脉栓塞

一、概述

肿瘤的血管内栓塞技术最早出现在 1904 年，在骨科领域首先由 Hekste 和 Feidman 用于椎体血管瘤和骨肿瘤的术前栓塞。经皮选择性动脉栓塞（selective arterial embolization，SAE）是通过穿刺动脉置鞘，在透视下选择性插管至肿瘤供血动脉支，以栓塞物栓塞供血动脉的方法。文献指出 SAE 可有效地减少手术切除肿瘤过程的出血量，提高手术切除效果，减少手术并发症的发生。

二、解剖

脊髓的正常血液供应来自腹侧的脊髓前动脉（anterior spinal artery，ASA）和一对脊髓后动脉（posterior spinal arteries，PSAs）。ASA 由一对从左右椎动脉发出的分支汇聚而成并向下延续至脊髓的全长。ASA 和 PSAs 在下行过程中不断接受节段动脉的供应。胚胎初始 31 个体节两侧的 62 支节段动脉都发出分支参与供应 ASA 与 PSAs，在发育过程中供应脊髓的动脉逐渐退化，至出生时仅存留 4 ~ 8 支供应 ASA，10 ~ 20 支供应 PSAs。脊髓前、后动脉之间借环绕脊髓表面的吻合支互相交通，形成动脉冠，由动脉冠再发出分支进入脊髓内部。

根髓动脉是供应 ASA 的主要来源。根髓动脉在发出供应神经根的分支后继续沿经神经根腹侧行走，最终与 ASA 相接。根髓动脉平均有 2 ~ 4 条位于颈椎、2 ~ 3 条位于胸椎、0 ~ 4 条位于腰骶椎。胸腰段最粗大的根髓动脉被称为 Adamkiewicz 动脉。

三、脊柱肿瘤动脉栓塞的适应证和禁忌证

SAE 已应用于脊柱各种富含血供的良、恶性原发肿瘤与转移瘤（表 2-11-1），最主要的适应证是减少术中出血，如可造成大量出血的椎体切除以及前后路联合肿瘤切除。术中出血增多可影响术野、增加手术难度、提高并发症发病率，甚至导致死亡。因此术前栓塞可增加脊柱肿瘤切除术的安全性。SAE 也可作为不能手术切除的肿瘤化疗或放疗后的姑息性治疗，以减轻疼痛和改善神经系统症状。SAE 能导致肿瘤坏死和收缩，从而减轻脊髓压迫。系列 SAE 偶可治愈某些良性原发肿瘤，如骨巨细胞瘤和动脉瘤样骨囊肿。

SAE 的禁忌证是根髓动脉紧邻肿瘤的供血动脉。如栓塞前的动脉造影中未发现根髓动脉，则有可能导致脊髓动脉的栓塞，造成瘫痪、感觉丧失、大小便功能障碍和和性功能障碍。相对禁忌证包括肿瘤内动静脉分流、根髓动脉从节段动脉间的吻合支中发出、凝血功能异常和肾衰竭。

表 2-11-1 血供丰富的脊柱肿瘤

良性肿瘤	恶性肿瘤	
	原发	转移
血管瘤	脊索瘤	肾细胞癌
动脉瘤样骨囊肿	骨肉瘤	甲状腺癌
骨巨细胞瘤	软骨肉瘤	肝细胞癌
骨样骨瘤	尤文肉瘤	乳腺癌
骨母细胞瘤	浆细胞瘤 / 多发性骨髓瘤	肉瘤
副神经节瘤	骨巨细胞瘤	黑色素瘤
骨软骨瘤	血管外皮细胞瘤	神经内分泌肿瘤
软骨瘤	淋巴瘤	

Ozkan E, Gupta S. Tech Vasc Interv Radiol. 2011;14:129-40.

四、操作方法及栓塞物的种类

局部麻醉，以 Seldinger 技术穿刺股动脉置鞘，在透视下置管至脊柱肿瘤部位相应水平主动脉（胸、腰椎肿瘤）或锁骨下动脉（颈椎肿瘤）行造影寻找可能的供血动脉。再选择合适形状导管行选择性供血动脉插管，并行数字减影血管造影，评估动脉支给肿瘤供血情况。根据血管口径差异，直接以 4F 导管引导弹簧圈栓塞；但常借微导管进一步选择动脉分支后以微弹簧圈栓塞，选择微弹簧圈可更有效阻断肿瘤动脉供血，减少手术难度及手术并发症。栓塞后，复查造影，至肿瘤血管栓塞满意，肿瘤染色消失，即撤管及鞘，穿刺点压迫后，无菌敷料覆盖加压包扎。

脊柱肿瘤术前栓塞效果受栓塞血管直径、迂曲程度、位置、栓塞材料选择、栓塞与手术的时间间隔等多方面因素影响。在不影响脊髓血供的前提下，应尽量栓塞肿瘤所有的供血动脉。常用的栓塞物包括聚乙烯醇泡沫（PVA）、弹簧栓、明胶海绵。其中聚乙烯醇泡沫和弹簧栓均属于永久性栓塞物质，其栓塞效果较明胶海绵更好。

五、动脉栓塞的临床经验

应根据手术的类型选择具体栓塞的方式。Tomita 建议胸腰椎肿瘤后路整块全椎切除（TES）术前行 SAE，包括病变节段以及头尾端相邻各一节段的双侧节段动脉。其单节段胸椎 TES，早期平均出血量 2800ml，使用术前 SAE 后出血量平均降低到 1300ml。Tomita 团队的动物实验（犬）显示，结扎 T12 椎体双侧节段动脉，血流量减少至对照组的 70%；同时栓塞 T12 椎体和头尾端的三个节段的节段动脉，血流量减少至对照组的 24%；且脊髓血供无明显影响。

其实，TES 手术经瘤操作少，因此与肿瘤相关的出血就会减少。术前栓塞主要是减少了术中剥离或结扎节段血管过程中可能的出血。Boriani 在实施整块切除时即多采用术中结扎节段血管的方式而非术前栓塞。

　　TES 时仅用弹簧栓 SAE 即可，但经瘤刮除时，单用弹簧栓 SAE 不能达到良好的减少出血的效果，原因是脊柱各个节段血管间存在广泛的交通。Berkefeld 等报道用不同的栓塞方法为 69 例肾癌和甲状腺癌胸腰椎转移的患者实施后前路椎体切除术，未栓塞组术中出血 4350ml（n=10），仅用弹簧栓 SAE 组术中出血 2650ml（n=26），而用微粒（明胶海绵或 PVA）栓塞远端动脉加弹簧栓栓塞近端动脉的患者，术中出血可降至 1850ml（n=24），仅用微粒栓塞远端血管者术中出血 1800ml（n=9）。此研究的结果说明经瘤的切除手术前需应用微粒栓塞较末梢动脉。

　　用弹簧栓栓塞节段动脉，由于弹簧栓不易移位，栓塞远端的动脉与相邻节段的动脉存在交通，因此，即便该节段有 Adamkiewicz 动脉也不会导致该动脉的缺血。Tomita 在 1990～2009 年间共实施 180 例 en bloc 全椎切除。其中 15 例在术前动脉造影中证实切除节段所涉及的节段血管是 Adamkiewicz 动脉的来源。该 15 例均在术中结扎双侧神经根，伴行的根髓动脉随即被结扎（2000 年后常规术前栓塞相邻的三个节段双侧的节段血管）。术后神经功能正常提示可以结扎三个相邻节段双侧节段动脉，即便包含 Adamkiewicz 动脉也不会影响神经功能。Boriani 报道了4 例肿瘤节段涉及 Adamkiewicz 动脉，均在术中结扎该节段动脉，术后神经功能正常，且术后动脉造影发现有新生的动脉供应 Adamkiewicz 动脉。与弹簧栓相比，用微粒栓塞则有直接栓塞Adamkiewicz 动脉导致神经功能障碍的风险。所以当肿瘤供血动脉参与供应 ASA 时，应将微导管置于 ASA 分叉口远端，超选择性栓塞肿瘤供血动脉；或者放弃栓塞该动脉。

（作者：韦　峰　审校：王昌明）

参考文献

1. Harry N. Herkowitz. Rothman-Simeone The Spine, 6th Edition, ELEVIER, 1655-1659.
2. 柏树令.系统解剖学.北京:人民卫生出版社,1978.
3. Ozkan E1, Gupta S.Embolization of spinal tumors:vascular anatomy, indications, and technique.Tech Vasc Interv Radiol, 2011, 14:129-140.
4. Tomita K1, Kawahara N, Murakami H, et al.Total en bloc spondylectomy for spinal tumors: improvement of the technique and its associated basic background. J Orthop Sci, 2006, 11:3-12.
5. Ueda Y, Kawahara N, Tomita K, et al. Influence on spinal cord blood flow and spinal cord function by interruption of bilateral segmental arteries at up to three levels: experimental study in dogs. Spine, 2005, 30:2239-2243.
6. Murakami H1, Kawahara N, Tomita K, et al. Does interruption of the artery of Adamkiewicz during total en bloc spondylectomy affect neurologic function?Spine, 2010, 35:E1187-1192.
7. Boriani S, Bandiera S, Gasbarrini A, et al. The role of cord vascularization inplanning spine oncologic surgery. ArgoSpine News and Journal, 2008:47.
8. Berkefeld J1, Scale D, Kirchner J, Heinrich T, Kollath J.Hypervascular spinal tumors: influence of the embolization technique on perioperative hemorrhage. AJNR Am J Neuroradiol, 1999, 20:757-63.
9. Mohit AA, Eskridge J, Ellenbogen R, Shaffrey CI.Aneurysmal bone cyst of the atlas: successful treatment through selective arterial embolization: case report. Neurosurgery, 2004, 55:982.
10. Hosalkar HS1, Jones KJ, King JJ, et al.Serial arterial embolization for large sacral giant-cell tumors: mid- to long-term results.Spine, 2007, 32:1107-1115.

第十二节 脊索瘤

脊索瘤（chordoma）是一种少见的原发恶性骨肿瘤，多发生于脊柱和颅底的蝶枕软骨结合部，占原发恶性骨肿瘤的 1% ~ 4%。脊索瘤是除浆细胞瘤外最常见的脊柱原发恶性肿瘤，可发生于脊柱任何节段，以寰枢椎与骶尾部最常见；男性多于女性，多数病例发生在 55 ~ 80 岁，发病年龄峰值在 40 ~ 60 岁；必须指出的是，儿童和青少年也可发生脊索瘤，偶有先天性脊索瘤的报道。

20 世纪 80 年代 Mayo 医院报道脊索瘤多分布于中轴骨两端：颅底占 35%，骶尾部占 50%，而颈胸腰椎共占 14%。之后美国的流行病学研究调查了 400 例脊索瘤：颅底占 32%，骶尾部占 29%，中轴骨外占 6%，而活动脊柱（即颈、胸、腰椎）的比例升至 33%。2006 年 Boriani 报道 52 例活动脊柱脊索瘤中，颈椎占 29%，胸椎占 13%，腰椎占 58%。欧美如此之高的脊柱胸腰段脊索瘤患病比例与当前国内的认识差异迥然。

一、临床特点

脊柱脊索瘤起病隐匿，生长缓慢，早期症状不典型。疼痛是脊索瘤的常见症状。上颈椎脊索瘤表现为颈痛、进行性吞咽困难、言语不清、听力减退；发生于颈椎者常表现为颈痛、神经损害等；发生于胸腰椎者常表现为胸背痛、肋间神经痛及脊髓损害；发生于骶尾部者为局部疼痛、肿块、大小便功能改变。

在病变早期，X 线常难以发现；中后期表现为溶骨性破坏。在 CT 上，病灶可有钙化或硬化。在 MRI 上，T1 加权像呈均匀低信号或混杂信号，T2 加权像上呈明显高信号。北医三院报道，除了上述的典型影像学表现外，脊柱脊索瘤还可表现为哑铃形肿瘤、无明显骨质破坏等，导致诊断困难。

二、诊断与鉴别诊断

确诊仍应坚持临床、影像和病理三结合的原则。术前穿刺活检是获得病理诊断的主要方法，且能指导制订手术和放疗方案及评估预后。北医三院曾收治一些外院未经术前病理活检就实施肿瘤部分切除或刮除，术后才发现是脊索瘤的病例。手术彻底切除复发脊索瘤的可能性极低。

光镜下分为普通型、软骨样、去分化型脊索瘤；脊索瘤特征性的超微结构为粗面内质网包绕线粒体而形成的复合体，反映了能量提供与蛋白质合成旺盛的特点。临床上脊索瘤需要与神经纤维瘤、结核、血管瘤、软骨肉瘤、转移癌等鉴别。

三、治疗

按 Enneking 外科分期，脊柱脊索瘤多属 IB 期肿瘤，手术仍是主要治疗方式，结合放疗等辅助治疗。

（一）手术治疗

目前公认的脊索瘤治愈方法仍是经间室外（或包膜外）的整块切除。日本的 Tomita 首先报道了胸腰椎脊索瘤的全脊椎整块切除（TES），美国的 Gokaslan 报道了 5 例寰枢椎脊索瘤 TES。以北医三院为代表的国内作者报道颈椎脊索瘤多为前后联合入路分块的全椎切除；英国的 Choi、德国的 Harms 则报道彻底刮除结合术后放疗治疗颅底脊索瘤。意大利的 Boriani 认为脊索瘤经瘤囊内的姑息性切除，术后复发率极高，几乎达到 100%。然而，脊索瘤的局部侵袭性以及毗邻的重要结构，手术常难达到真正意义上的边缘性切除。我们认为脊柱脊索瘤尽可能整块切除，如条件不允许则行肿瘤包膜外的经瘤分块切除。

神经根和硬膜囊的处理：脊索瘤多与硬膜囊和神经根有反应带相隔，术中一般容易分离开，故往往可保留受压的神经根和硬膜囊。北医三院的经验是脊索瘤侵犯的神经根（如 C1 ~ 4、T2 ~ 12、S3 ~ 5）功能相对不重要时，可切除受累神经。而对于功能重要的神经根（C5 ~ T1、L1 ~ S1），需慎重抉择。骶尾部脊索瘤复发率约 50%，目前国内外学者较激进，首选结扎硬膜囊，切断马尾神经，整块切除受累骶骨，结肠膀胱分别造瘘。Boriani 报道为彻底切除胸腰椎脊索瘤而切断受累脊髓，我们也曾做过类似尝试。

血管的处理：椎动脉受压移位，一般包膜外游离即可，无需切除；当脊索瘤包裹单侧椎动脉时则可能需结扎，但术前需明确患侧椎动脉受累情况和对侧椎动脉是否存在异常。北医三院的经验是后路术中尽量游离椎动脉、切除横突，为前路切除肿瘤创造条件，如果术中结扎肿瘤包裹的一侧椎动脉，术后一般无相关并发症。德国的 Harms 做双侧椎动脉搭桥，然后结扎切断受累椎动脉。

软组织重建：脊索瘤切除术后，因瘤体残腔较大、软组织缺损多，如术前放疗导致的软组织瘢痕化，或术后并发脑脊液漏，易发生切口感染、延迟愈合及皮肤坏死等并发症。北医三院的经验是术中需精细保护软组织、彻底止血；口咽部和骶尾部软组织可能需重建，建议术前和口腔科或成形科医师共同讨论，制订相关方案。

（二）放疗

以往因为脊索瘤对放疗不敏感（治愈剂量 ≥ 70Gy，脊髓耐受剂量为 40Gy），故放疗一直处于辅助治疗地位。1970 年后出现质子放疗，提高了放疗的精度与强度，5 年局部控制率可达 50% ~ 60%。质子放疗的仪器设备费用高昂，推广受限。近几年来，调强放疗（intensity modulated radiation therapy，IMRT）、立体定向放疗和放疗手术（radiosurgery）普及，它们提高了照射精度（将放疗剂量提升至脊索瘤的治愈剂量 70Gy），同时减少了放射性脊髓损害的可能性。放射性粒子植入甚至可将放疗强度提高至 120Gy。新放疗方法的问题是费用高昂，质子放疗和 IMRT 治疗费约 5 万元。

放疗与手术的关系：各地的医疗条件不同，认识也不同。意大利的 Boriani、日本的

Tomita 仅能得到普通放疗，因此对放疗并不重视。约翰·霍普金斯医院的 Gokaslan 则强调单纯的手术整块切除。Mayo 中心认为 50% 的脊索瘤可以彻底切除，则无需放疗，残留患者才需放疗。而美国的麻省总医院具有先进的放疗设施，极其推崇放疗的作用，报道手术结合放疗后脊索瘤复发率 0%：术前质子放疗 50Gy，术中放疗 10～15Gy，术后再放疗 10～15Gy。美国纽约 MSKCC 医院的 Bilsky 在尝试单纯放疗，放弃手术。北医三院也对无法手术或拒绝手术的患者进行了单纯调强放疗，疗效明显。

放疗时机：麻省总医院是建议术前、术中、术后均放疗。北医三院强调脊索瘤的术前放疗，尽可能缩小瘤体、明确肿瘤边界，以便彻底切除；缺点是术后伤口并发症较多。大多数医师建议术后放疗，优点是避免伤口并发症，缺点是：①术后局部解剖改变、金属内植物干扰，难以明确肿瘤及脊髓位置，难以大剂量、有效的照射；②金属内植物可干扰射线而影响放疗效果；③放疗可抑制成骨。

（三）脊索瘤的化疗及靶向治疗

脊索瘤常规化疗无效；北医三院采用术中局部大剂量浸泡式化疗（蒸馏水及顺铂 0.5mg/ml）。

意大利米兰肿瘤研究所首先报道伊马替尼在脊索瘤的治疗中取得良好效果。机制为伊马替尼是脊索瘤细胞中酪氨酸激酶的抑制剂，通过抑制血小板源性生长因子受体 β、血小板源性生长因子受体 α 和 KIT 所介导的通路，抑制肿瘤生长。但伊马替尼一年数十万的高昂药费令国人难以承受。北医三院研究显示在脊柱脊索瘤中 PKM2 表达上调，主要定位在细胞质，并且高表达 PKM2 的患者复发率高，与患者的预后差有关，PKM2 的靶向治疗值得研究。

四、预后

1973～1995 年美国 400 例脊索瘤的统计资料指出，脊索瘤 5 年生存率为 67.6%，10 年生存率为 39.9%，平均生存时间为 6.29 年。北医三院 2009 年以前的统计数据表明，随着首次手术后时间的延长，脊柱脊索瘤手术患者的生存期缩短，其中 5 年生存率为（64±10）%，10 年生存率为（43±14）%。脊索瘤的典型特征是局部复发，脊索瘤转移灶对患者的生存期影响很小，因此局部治疗是主要的问题。初次的彻底切除是决定预后的首要因素，随着多次复发，患者极少能够治愈。

（作者：周 华 姜 亮 审校：刘忠军）

参考文献

1. Zhou H, Liu Z, Liu C, et al. Cervical chordoma in childhood without typical vertebral bony destruction: case report and review of the literature. Spine, 2009, 34:E493-7.
2. 周华, 刘忠军. 脊柱脊索瘤生物学研究与手术治疗现状. 中华外科杂志, 2008, 46:1927-1928.

3. Jiang L, Liu Z, Liu X, et al. Upper cervical spine chordoma of C2-C3. Eur Spine J, 2009, 18:293-300.

4. 姜亮, 吕扬, 刘忠军, 等. 上颈椎原发肿瘤的治疗——附21例报道. 中国脊柱脊髓杂志, 2010, 20:126-131.

5. 韦峰, 党耕町, 刘忠军, 等. 脊柱原发肿瘤切除术后复发原因的探讨. 中华外科杂志, 2005, 43:221-224.

6. Papagelopoulos PJ, Mavrogenis AF, Galanis EC, et al. Chordoma of the spine: clinicopathological features, diagnosis, and treatment. Orthopedics, 2004, 27:1256-1263.

7. Bergh P, Kindblom LG, Gunterberg B, et al. Prognostic factors in chordoma of the sacrum and mobile spine - A study of 39 patients. Cancer, 2000, 88:2122-2134.

8. Tamborini E, Miselli F, Negri T, et al. Molecular and biochemical analyses of platelet-derived growth factor receptor (PDGFR) B, PDGFRA, and KIT receptors in chordomas. Clin Cancer Res, 2006, 12:6920-6928.

9. Zhou H, Chen CB, Lan J, et al. Differential proteomic profiling of chordomas and analysis of prognostic factors. J Surg Oncol, 2010, 102:720-727.

10. Zhou H, Jiang L, Wei F, et al. Chordomas of the upper cervical spine: clinical characteristics and surgical management of a case series of 21 patients. Chin Med J, 2014, 127(15):2759-2764.

第十三节　软骨肉瘤

软骨肉瘤（chondrosarcoma）是以肿瘤细胞直接形成软骨为特征的一组肿瘤。其发病率仅次于骨肉瘤和尤文肉瘤，是第三种最常见的原发性恶性骨肿瘤。扁骨为最好发部位，发生于脊柱者占 2% ~ 12%。胸椎最易受累及，其次是颈椎和腰椎；病变可累及椎体（5%）、附件（40%）、或两者（45%）；最常见的症状是疼痛，其次是神经功能损害。

北医三院在 1999 ~ 2013 年共收治脊柱软骨肉瘤患者 17 例，其中男性 10 例，女性 7 例，平均年龄 39.5 岁（26 ~ 69 岁）。颈椎 5 例，颈胸段 2 例，胸椎 6 例，腰椎 2 例，骶椎 2 例。普通型软骨肉瘤 13 例，罕见的间叶性软骨肉瘤 3 例，去分化性软骨肉瘤 1 例。

软骨肉瘤的预后与肿瘤的恶性程度及治疗方式有关。临床面临的挑战是如何防止复发。它对放疗和化疗不敏感。手术彻底切除至关重要，尤其是切除的边界。

一、软骨肉瘤的组织学类型

软骨肉瘤分为普通型及变异类型，组织学类型与恶性程度直接相关。

1. 普通型软骨肉瘤占 85%，又分为原发性（85%）和继发性（15%）。

（1）原发性软骨肉瘤发生自骨内，可透过皮质，形成软组织肿块。继发性软骨肉瘤为先前存在的良性软骨肿瘤（如骨软骨瘤、内生软骨瘤）恶变。

（2）不论原发性或继发性，普通型软骨肉瘤按肿瘤细胞的分化程度分为Ⅰ ~ Ⅲ级，复发或转移与否与分化程度直接相关。Ⅰ级预后好，主要表现为局部复发，极少转移，因此目前WHO 将其重新归为中间性肿瘤，又称为非典型性软骨肿瘤。Ⅲ级为高度恶性，预后差。

2. 变异类型包括透明细胞性、间叶性和去分化性。累及脊柱极为罕见。

（1）透明细胞软骨肉瘤是 Unni 等在 1976 年首次提出，占软骨肉瘤的 2% ~ 5.4%。患病男多于女。起病往往在 30 ~ 40 岁间。预后相对较好。由胞质清晰、透明的"圆形细胞"构成。累及脊柱的可能成骨及软骨成分少或缺如，血管丰富。在分子水平，有证据提示该病存在染色体 20 的异常复制及 9p 的缺失或重组。可存在巨细胞，易被误诊为软骨母细胞瘤。其生物学行为良好，但仍为恶性肿瘤。罕见转移，偶有报道术后 20 年转移，需长期随访。

（2）间叶性软骨肉瘤发病率占软骨肉瘤的 4% ~ 10%，起病往往在 20 ~ 30 岁（平均年龄 26 岁），男女无差异。高度恶性，预后差。它可累及骨和软组织，组织学特征是由未分化的小圆形细胞和数量不等的分化型透明软骨混合构成。分化型软骨含量有时很少，可能被忽视而误诊为其他有类似结构的小圆形细胞肿瘤（如尤文肉瘤、血管外皮瘤、孤立性纤维性肿瘤等），尤其是穿刺标本或取材有限时容易误诊。

（3）去分化软骨肉瘤极具侵袭性，含两种肿瘤组织：低度恶性软骨肉瘤与高度恶性非软骨源性间变性大细胞性肉瘤（恶性纤维组织细胞瘤、骨肉瘤和纤维肉瘤），两种组分之间界限明显。这两个部分有相同的基因变异，提示二者可能有共同起源。

二、软骨肉瘤的影像学表现

软骨肉瘤特征性的影像学表现是软骨基质的钙化，其钙化形态取决于组织学分级，低度恶性者内部的钙化呈环弓样、较规则，而高度恶性者钙化呈无定形、点状或散在不规则分布。

1. X线平片显示为椎体或附件骨破坏，伴或不伴软骨基质钙化。

2. CT可显示病变的具体部位和钙化的形态。

3. MRI显示肿瘤呈分叶状，在T1WI显示为等或低信号，T2WI呈高低混杂信号，主要由于软骨小叶呈高信号，而钙化的软骨小叶在T2WI呈低信号。与CT相比，MRI能更好地显示肿瘤的范围。增强扫描显示分叶状的软组织肿块呈环形或弧形间隔中等程度强化。

4. 锝-99mHMDP核素显像可显示肿瘤的局灶性浓聚，PET-CT显示全身转移情况。

三、脊柱软骨肉瘤的治疗

治疗首选手术彻底切除，放疗化疗疗效欠佳。术前活检非常重要，活检的通路应该包含在手术切除的边界内。

1. 整块切除（Total en bloc spondylectomy, TES）可获得最好的局部控制。TES术后的局部复发率为3%~8%，而刮除术100%复发。复发通常出现在术后3~5年内，个别病例10年出现复发。Boriani报道了22例软骨肉瘤的手术效果，行en bloc切除的14例患者中有3例复发，在最终随访时，除1例患者死亡外，均存活。而行刮除术的10位患者中死亡8例。Boriani报道的缺憾是仅关注术式对预后的影响，未关注病理分级对预后的影响。

TES对手术技术是个挑战。对于软骨肉瘤临近的神经、血管和内脏结构，TES手术可能需要切断神经根、硬膜囊，甚至置换临近血管。该手术的相关并发症发生率高，如术中大出血、脊髓损伤、伤口感染、内固定失败及局部复发。

2. 放疗和化疗不是软骨肉瘤的首选治疗。化疗有助于预防和治疗软骨肉瘤转移。放疗常用于术后辅助治疗，尤其是切缘可疑残留的患者，也适用于不能耐受手术的患者。采用调强放疗、质子放疗、放射性粒子植入等方法，提高局部放疗高剂量（65~70Gy）可治疗软骨肉瘤，局部的控制率可高达92%。

四、预后

软骨肉瘤预后不佳。York等报道21例软骨肉瘤的5年和10年生存率分别为64%和40%。Bergh等报道了69例的脊柱肿瘤（含12例软骨肉瘤），5年、10年和15年生存率为72%、67%和63%，局部复发患者的死亡率高达61%。北医三院17例患者中，复发11例，首次复发的平均间隔时间21.1个月（2~60个月）；首诊于我院的8例患者，出现复发者仅2例；复发翻修者9例，均复发。

（作者：吴奉梁　审校：杨邵敏　张立华）

参考文献

1. Stuckey RM, Marco RA. Chondrosarcoma of the mobile spine and sacrum.Sarcoma,2011,Volume 2011:Article ID 274281.1-4.

2. Schoenfeld AJ, Hornicek FJ, Pedlow Fx,et al. Chondrosarcoma of the mobile spine: a review of 21 cases treated at a single center. Spine (Phila Pa 1976).2012 Jan,15,37(2):119-126.

3. Strike SA, McCarthy EF.Chondrosarcoma of the spine: a series of 16 cases and a review of the literature.Iowa Orthop J, 2011,31:154-159.

4. Boriani S, De Iure F, Bandiera S,et al.Chondrosarcoma of the mobile spine: report on 22 cases.Spine (Phila Pa 1976).2000 Apr 1,25(7):804-812.

5. Nikolaos A. Paidakakos, Aristides Rovlias,et al. Primary clear cell chondrosarcoma of the spine: a case report of a rare entity and a review of the literature.Case Reports in Oncological Medicine. Volume 2012 (2012),Article ID 693137.1-4.

6. Katonis P, Alpantaki K, Michail K,et al. Spinal chondrosarcoma: a review. Sarcoma Volume 2011 (2011), Article ID 37895.1-10.

第十四节　骨巨细胞瘤

骨巨细胞瘤（Giant cell tumor of bone, GCT）是一种原发的良性骨肿瘤，在东亚人群中发病率高。在国人中，GCT 是最为常见的脊柱原发肿瘤。骨巨细胞瘤好发于长骨干骺端，其中 7% ~ 9% 发生于脊柱。GCT 侵袭性生长，具有潜在恶性，术后复发率可高达 70%，3% 可发生肺转移，3% 可恶变。

最终确诊 GCT 需依靠病理诊断，但因其免疫组化缺乏特异性，还需结合临床及影像。GCT 的治疗以手术治疗为主，四肢 GCT 的主流术式是扩大刮除术，而脊柱 GCT 首选整块切除术。主要的辅助治疗包括放射治疗、药物治疗（地诺单抗、二膦酸盐和干扰素）。

一、流行病学

GCT 是最常见的原发性骨肿瘤之一，女性较常见，好发年龄为 20 ~ 40 岁，少见于 50 岁以上人群。意大利的 Boriani 等回顾了 1970 ~ 2005 年经手术治疗的 49 例脊柱 GCT 患者。其中男性 21 例，女性 28 例，25 岁以下患者 18 例，25 岁以上患者 31 例；病变位于颈椎有 6 例，位于胸椎有 21 例，位于腰椎有 22 例。北医三院回顾了近十年诊疗的 47 例脊柱 GCT 患者，其中男性 23 例，女性 24 例；其中 30 岁以下 20 例，30 ~ 60 岁 27 例；发病部位颈椎 28 例（59.6%），胸椎 12 例（25.5%），腰椎 7 例（14.9%）；累及单节段 31 例，累及两个节段 5 例，累及三个节段 11 例。

二、临床症状

可无明显特异性，也可出现疼痛、肿胀、活动轻度受限等；若肿瘤压迫神经根，可出现相应根性症状，如根性疼痛；如肿物压迫脊髓，可出现脊髓损害；部分颈椎 GCT 患者可出现呼吸及吞咽功能障碍；如软组织肿块压迫颈交感神经节，可出现 Horner 综合征。部分腰椎和骶骨 GCT 患者可出现马尾神经损害，可伴有括约肌功能障碍。郭卫等回顾了 60 例骶骨 GCT 患者的临床症状，其中 37 例主诉腰部及骶尾部疼痛、麻木不适，21 例主诉单侧坐骨神经支配区疼痛、麻木，2 例主诉骶尾部包块，17 例患者就诊时伴有大小便困难。

三、分期

病理学分级已经取消，仍在使用影像学分期（Enneking 分期与 Campanacci 分级）。Enneking 分期的 S2（活动性）期，病变位于囊内，骨膨胀变形，边界清楚，反应骨壳连续；S3（侵袭性）期，有或无转移，病变位于囊外间室或间室外，骨病变界限模糊，骨皮质或反应骨壳不连续，常伴有软组织肿块。Campanacci 分级的 2 级（活跃），临床症状明显，肿瘤有明显边界，没有骨硬化，皮质骨变薄与膨胀；3 级（侵袭），病变进展快，似恶性肿瘤，肿瘤边界不清，有皮质骨穿破、软组织侵袭，多有病理骨折。北医三院报道的 GCT 病例均为 Enneking S3，而 Boriani 等报道的病例 20% 为 S2。

镜下显示主要细胞成分是增生的梭形或椭圆形间质细胞，其中混杂一些多核巨细胞。其免疫组化缺乏特异性。一些被认为是巨细胞瘤实际上是某些正在修复的肉芽组织或棕色瘤。

四、影像学诊断

脊柱 GCT 多为侵袭性、膨胀性椎体溶骨破坏，可伴有较大椎旁组织肿块，多数无硬化边缘和骨膜反应，小部分边缘可硬化。偏心性生长这一特点在脊柱 GCT 中常不典型。由于 GCT 骨质破坏程度不均，且有软组织肿块，其密度多不均匀，骨质部分 CT 值多为 20 ~ 70Hu。增强后肿瘤组织呈均匀强化，CT 值增加约 50Hu。

MRI 是诊断 GCT 最好的影像学方法。典型表现为膨胀性或膨胀 - 溶骨混合性骨质破坏，边界相对清楚，但形态往往不规则，骨皮质完整或部分中断，多数病灶内呈囊实性混杂信号，囊性部分可分隔成多个小囊状、网格状病灶，囊壁较薄，囊液大多较为均匀。在 T1 加权像上，GCT 表现出低到中等的不均匀信号，偶可见高信号区域，往往提示近期有新的出血。T2 加权像上，肿瘤的实性区表现低到中等信号强度，囊性区域在 T2 加权像上表现为高信号，部分患者可见液平面。GCT 可伴发动脉瘤样骨囊肿（ABC），但影像学上见液平面的患者中，只有一小部分病理可诊断为伴发 ABC。

五、治疗

1. 手术治疗是 GCT 首选的治疗方法。四肢 GCT 常规刮除术的术后复发率为 40% ~ 60%，切除术的复发率几近 0%。因切除术后多需人工关节置换，且人工关节的翻修率极高，故近年来主流术式是扩大刮除术：骨窗扩大（直视）、高速磨钻处理四壁（消灭息室）、辅助物理或化学治疗（如骨水泥、冷冻、热、苯酚、无水乙醇、甲氨蝶呤、顺铂等）。扩大刮除术适用于四肢 S2、S3 期 GCT，局部复发率为 8% ~ 12%。

与四肢不同，一般脊柱 GCT 发现偏晚，多为 S3 期，刮除术不易将瘤体彻底切除，且扩大刮除术实施困难。脊柱 GCT 的刮除术复发率更高。因此，目前认为对于 S3 期 GCT，首选全脊椎整块切除术（total en-bloc excision，TES）。TES 分为两个大的流派：以意大利的 Boriani 为代表的不经瘤 TES 术式和以日本的 Tomita 为代表的经椎弓根切除的 TES 术式。意大利人更强调"不经瘤"的整块切除，具体术式变化较多，其要点在于肿瘤包膜完整；而日本人强调的 TES 则更趋于标准化，即经椎弓根、将病椎分两大块切除（如肿瘤已累及椎弓根，则为经瘤切除）。北医三院报道 5 例 GCT 累及 2 或 3 个节段的脊椎，行经瘤的 TES 手术。

2. 复发治疗。 四肢 GCT 初次复发后，如能保留关节，建议尽量采用囊内刮除植骨的治疗方式；如肿瘤范围较大、不能彻底刮除、反复复发、恶变者，建议首选整块切除。屠重棋团队总结了 79 例 GCT 复发再次手术的病例，采用囊内刮除植骨结合辅助灭活者的再复发率为 24.3%（9/37），而整块切除者的再复发率为 7.1%（3/42）。

3. 放射治疗对 GCT 有效，适用于肿瘤巨大不能完全切除、切除困难及术后复发者。美国麻省总医院报道大剂量放疗治疗 GCT，10 年随访 85% 的病灶没有进展。因以往使用的放疗技术问题，放疗后 GCT 恶变率曾经高达 15%；近年来，随着放疗技术的进步，恶变率明显降低。

4. 药物治疗。以往认为化学治疗对 GCT 的效果并不满意，应谨慎使用。近来出现的新的药物可能改变 GCT 的治疗流程，尤其是地诺单抗。

（1）地诺单抗（denosumab，RANKL 的单克隆抗体）在欧美已获得使用，可导致 GCT 成骨、病灶变小，有效率高达 92%，但无法治愈 GCT。国内尚属临床试验阶段，无法购买。其不良反应与唑来膦酸类似。

其不良反应与唑来膦酸类似。

（2）双磷酸盐治疗 GCT 尚属探索性阶段，偶有导致病灶消失的个案报道。二磷酸盐可以诱导基质细胞的凋亡，使肿瘤缩小，抑制骨破坏，诱导基质细胞向成骨细胞分化，且这种作用是时间和剂量依赖的。我们认为有效率可能高达 50%，建议每 1～3 个月静脉输液唑来膦酸 4mg，连续使用 6～12 个月。其最严重不良反应为颌骨溶解。

（3）干扰素对骨巨细胞瘤也有一定治疗意义。它可抑制肿瘤细胞内增殖蛋白，诱导肿瘤细胞凋亡，抑制肿瘤血管形成，增强机体对肿瘤细胞的反应。北医三院报道干扰素 α-2β 治疗复发性和转移性 GCT 共 4 例，2 例有效。每天皮下注射干扰素 α-2β 3 000 000 U/m²，长期注射。长期、大剂量注射干扰素，患者可能出现发热、皮疹、脱发等不良反应，约 50% 患者无法耐受。

（作者：石　磊　姜　亮　审校：刘忠军）

参考文献

1. Guo W, Xu W, Huvos AG, et al. Comparative frequency of bone sarcomas among different racial groups. Chin Med J, 1999,112(12):1101-1104.
2. 石磊，姜亮，刘晓光，等.胸腰椎骨巨细胞瘤手术治疗后复发的原因分析.中国脊柱脊髓杂志,2013,53-58.
3. Boriani S, Bandiera S, Casadei R, et al. Giant cell tumor of the mobile spine：a review of 49 cases.Spine, 2012,37:37-45.
4. Raskin KA, Schwab JH, Mankin HJ, et al. Giant cell tumor of bone. J Am Acad Orthop Surg,2013, 21:118-126.
5. Thomas D, Henshaw R, Skubitz K, et al. Denosumab in patients with giant-cell tumor of bone: an open-label, phase 2 study. The Lancet Oncology,2010,11(3): 275-280.
6. Wei F，Liu X，Liu Z，et al. Interferon alfa-2b for recurrent and metastatic giant cell tumor of the spine：report of two cases. Spine,2010,35,1418-1422.
7. 吴志鹏，肖建如，杨兴海，等.脊柱骨巨细胞瘤外科治疗复发相关因素的回顾性分析.国际骨科学杂志, 2010,31:387-391.
8. 郭卫，李大森，杨毅，等.骨巨细胞瘤的手术治疗策略.中国脊柱脊髓杂志, 2009, 19:899-903.
9. Chakravarti A, Spiro IJ, Hug EB, Mankin HJ, et al. Megavoltage radiation therapy for axial and inoperable giant-cell tumor of bone. J Bone Joint Surg A,1999,81:1566-1573.

第十五节　骨母细胞瘤

一、概述

骨母细胞瘤（osteoblastoma）是少见的原发性骨肿瘤，约占良性骨肿瘤的3%，占全部原发性骨肿瘤的1%；男性多见，男女之比约为2:1；10～30岁的青少年和青年患者约占80%。其好发部位为脊柱，占30%～40%，其次为长管状骨及手足骨。脊柱骨母细胞瘤多起源于椎骨后部，可蔓延至椎体，原发于椎体者少见。骨母细胞瘤与骨样骨瘤的区别在于其病灶更大，病灶直径≥1.5cm或2.0cm。在生物学上有潜在的局部侵袭性，切除不彻底容易复发，且有恶变倾向。

"侵袭性骨母细胞瘤"虽然在临床上经常被提及，但学术界对这一概念仍存在争议，目前WHO骨肿瘤分类中尚未采用"侵袭性骨母细胞瘤"一词。经典的骨母细胞瘤在瘤巢周边有完整且较厚的反应骨（Enneking S2期），术后局部复发率很低；而有些病例的瘤巢边界不清、反应骨较薄弱、肿瘤突破间室侵入椎管和（或）累及周边软组织（即Enneking S3期）、病理上细胞有丝分裂象较多，临床上术后局部复发率高，被称为侵袭性骨母细胞瘤。有些学者指出这类肿瘤在临床上的侵袭性表现与其在组织学上的表现无对应关系。因此，多数学者认为"侵袭性骨母细胞瘤"并非特定病理类型，而是综合临床、影像学和病理结果做出的临床诊断。

CT引导下病灶穿刺活检可术前确诊脊柱骨母细胞瘤。该技术简单、安全、可靠，假阴性是其主要问题。文献报道脊柱病灶假阴性率约7%，其中良性肿瘤假阴性率偏高，约为11%。北医三院2001—2012年行CT引导下穿刺脊柱骨母细胞瘤患者14例，诊断准确率92.3%，假阴性率7.1%。1例穿刺病理为软骨性肿瘤，考虑与穿刺部位经过关节突、活检针直径小且标本长短不易控制有关；1例外院术后复发病例穿刺结果未见明显肿瘤组织，考虑与内固定金属伪影干扰成像、且限制穿刺活检入路有关。

二、治疗

脊柱骨母细胞瘤保守治疗无效，一经确诊应尽可能手术切除。与脊柱其他肿瘤一样，骨母细胞瘤术式的选择应根据肿瘤侵犯的范围和节段来决定。

Boriani等按Enneking分期，对50年内治疗的50例脊柱骨母细胞瘤进行了回顾性分析，平均随访90个月。其中S2期10例，均行经病灶切除/刮除术，无复发。S3期40例，初次手术、单纯整块切除者无复发（0/10）；而行经瘤切除/刮除者复发率23%（5/22）；另5例行经瘤切除、辅以术后放疗者未见复发；外院术后复发病例即便行整块切除术，复发率仍高（2/3）。复发病例再次手术者预后较差，因此肿瘤的第一次手术彻底切除至关重要。但对于复发病例，多数作者主张应尽可能再次手术切除。Harrop等对相关文献进行系统回顾后认为，对于 Enneking S2 期的骨母细胞瘤即使不能做到完全切除的病例，可采用经病灶内切除或刮除术，手术应尽可能刮除至对侧正常骨组织；而对于侵袭性骨母细胞瘤（Enneking S3 期），如解剖条件允许，则首选整块切除。术前可采用肿瘤供血动脉造影及介入栓塞治疗以减少术中失血，改善术野环境，便于彻底切除肿瘤、减少复发。

北医三院在 2001—2012 年收治脊柱骨母细胞瘤患者共 19 例，患者中男性 14 例，女性 5 例，平均年龄 30.4 岁（14～55 岁），其中 30 岁以下 11 例（57.9%）。肿瘤位于颈椎 10 例，胸椎 8 例，腰椎 1 例。初次手术患者 14 例，外院术后复发患者 5 例。19 例按照 Enneking 手术分期均为 S3 期，故应尽可能选择整块切除的策略。但实际操作过程中，由于脊椎解剖条件所限、肿瘤侵袭范围较大、内固定物影响等因素，往往只能通过分块切除或刮除的方法达到广泛切除或边缘切除的目的。2008 年前，我院标准治疗方法为病灶刮除及辅助放疗，有 11 例患者（含 6 例初次手术病例及 5 例复发病例）采用此方法，随访发现 9 例复发（4 例初次手术、5 例复发再手术）；2008 年后，随着全脊椎切除技术理念的深入，8 例行全脊椎切除（整块或经瘤分块切除），随访平均 35 个月（24～57 个月），未见复发。

放疗在脊柱骨母细胞瘤治疗中的应用存在争议，用于复发或不完全切除的病灶。部分报道认为放疗无效或效果欠佳，但也有作者认为放疗有效。

三、预后

骨母细胞瘤多预后良好，文献报道其总体复发率在 10%～24%。Marsh 等报道 52 例骨母细胞瘤术后随访 1 年，总体复发率为 15%；其中脊柱病例 27 例，4 例复发（15%）；非脊柱病例 25 例，复发 4 例（16%），两者无明显差异。Boriani 等先后报道 2 宗单中心脊柱骨母细胞瘤手术切除病例，其复发率分别为 13% 和 14%。已有多个骨母细胞瘤在反复手术刺激及放疗后发生骨肉瘤变的报道，但多为个案，关于骨母细胞瘤恶变率则未见统计。Lucas 等报道 306 例骨母细胞瘤中的 207 例获得随访，其中 2 例（胸椎 1 例，胫骨 1 例）在多次手术后转变为低分化骨肉瘤。故术后及放疗后的患者应进行长期的随访。

（作者：王　超　姜　亮　审校：刘忠军）

参考文献

1. Jiang L, Liu XG, Wang C, et al. Surgical treatment options for aggressive osteoblastoma in the mobile spine. Eur Spine J, 2015, [Epub ahead of print].
2. Boriani S, Amendola L, Bandiera S, et al. Staging and treatment of osteoblastoma in the mobile spine: a review of 51 cases. Eur Spine J, 2012, 21(10): 2003-2010.
3. Harrop JS, Schmidt MH, Boriani S, et al. Aggressive "benign" primary spine neoplasms: osteoblastoma, aneurysmal bone cyst, and giant cell tumor. Spine, 2009, 34(S22): S39-47.

4. Boriani S, Weinstein J. Oncologic classification of vertebral neoplasms. In: Spinal cord and spinal column tumors principles and practice. Edited by Dickman CA, Fehlings MG, Gokaslan ZL. New York: Thieme, 2005, 33-34.

5. Nemoto O, Moser RP, Jr., Van Dam BE, et al. Osteoblastoma of the spine. A review of 75 cases. Spine (Phila Pa 1976). 1990, 15(12):1272-1280.

6. Lucas DR, Unni KK, McLeod RA, et al. Osteoblastoma: clinicopathologic study of 306 cases. Hum Pathol, 1994, 25(2):117-134.

7. Malcolm AJ, Schiller AL, Schneider-Stock R: Osteoblastoma. In: World Health Organization classification of tumours: pathology and genetics of tumours of soft tissue and bone. Edited by Fletcher CDM, Unni KK, Mertens F. Lyon: IARC Press; 2002, 262-263.

8. Della Rocca C, Huvos AG. Osteoblastoma: varied histological presentations with a benign clinical course. An analysis of 55 cases. Am J Surg Pathol, 1996, 20(7):841-850.

9. Rimondi E, Staals EL, Errani C, et al. Percutaneous CT-guided biopsy of the spine: results of 430 biopsies. Eur Spine J, 2008, 17(7): 975-981.

第十六节　原发性动脉瘤样骨囊肿

原发性动脉瘤样骨囊肿（primary aneurysmal bone cyst, ABC）属良性骨肿瘤（或瘤样病变），表现为血供丰富、多囊腔的膨胀性、溶骨性病变。本病好发于儿童及青少年，四肢长骨为好发部位，其次为脊柱。在 ABC 中，1/3 的病变继发于其他肿瘤，如骨巨细胞瘤、软骨母细胞瘤、骨母细胞瘤、骨纤维结构不良等。

CT 引导下穿刺活检对术前明确诊断非常重要，但具体到脊柱 ABC，误诊率较高。北医三院报道 14 例 ABC 的活检结果，6 例（42.9%）提示为 ABC，5 例（35.7%）因穿刺物为血性液体，无明显实性成分而未送检；3 例（21.4%）误诊，分别误诊为骨母细胞瘤、嗜酸性肉芽肿和骨巨细胞瘤。ABC 活检诊断率低的主要原因是病变以血性液体成分为主而实性成分过少，穿刺组织不足以提供诊断所需组织量、引起误诊或无法得出肯定结论。

1. 选择性动脉栓塞（SAE）原本仅用于术前准备，目的是减少术中出血，利于肿瘤彻底切除。 意大利的 Boriani 团队认为 ABC 是一种发育不良（dysplasia）。他们将 SAE 用作脊柱 ABC 单一的治疗手段，20 例 ABC 患者经过 2～7 次 SAE，病灶均出现成骨，症状均缓解；患者均避免了手术。他们认为脊柱 ABC 的首选治疗是 SAE，其具有疗效确切、复发率低、可重复使用、不影响手术治疗等优点；手术不应作为首选治疗，因其并发症发生率和术后复发率均较高。SAE 的禁忌证是病理性骨折、脊椎失稳或脊髓损害。

2. 手术切除是治疗 ABC 的传统治疗方法，目前仍是主流。 手术适应证是严重的神经损害或脊椎节段不稳定。手术方式包括经瘤切除（包括刮除）、整块切除（en bloc resection）以及辅助疗法（术前栓塞、术中冷冻等）。经瘤切除（包括刮除）的术后复发率相对较高，但手术难度较低；整块切除或全椎切除技术治疗可包膜外完整切除 ABC，将复发率降至最低，但手术难度大。手术切除的主要并发症是术中大出血，这也是切除不彻底的主要原因。而切除不彻底可能导致 ABC 恶变。

早期报道认为 ABC 刮除术后复发率可高达 50%；近年的数据显示脊柱 ABC 术后的总体复发率小于 20%。90% 的术后复发为 24 个月之内，但亦有报道指出复发可出现于术后 8～17 年。对于复发病例，如无禁忌，手术切除仍可达到治愈肿瘤的目的。

目前最为大宗的脊柱 ABC 报道，是 1998 年美国 Mayo 医院的 52 例；Papagelopoulos 等回顾了 1910～1993 年之间诊疗的病例，手术均为经瘤切除，术后平均随访 9.5 年。术后复发率为 12%（6/52），其中初次手术者复发率 10%（4/40），因复发再次手术者复发率为 17%（2/12）；末次随访时 50 例无瘤生存（96%），并发症发生率约为 31%，其中 1 例死于术中失血，另 1 例术后 7 年死于放疗后恶变（骨肉瘤）。

北医三院 2002～2013 年收治了 14 例颈椎 ABC 患者，其中 4 例行单纯放疗，10 例行刮除或全椎切除（其中 3 例行术前 SAE，4 例辅助放疗），平均随访 44.5 个月（12～96 个月），均未见复发。由于 ABC 为良性病变，彻底的经瘤切除或刮除即可降低术后复发率。问题是全椎切除（尤其是整块全椎切除）的手术创伤大、手术技术要求高，且内固定对儿童患者生长发育影响较大，应掌握手术适应证。脊柱 ABC 手术方案的选择需综合考虑患者的年龄、生长发育、神经损害、肿瘤侵袭范围、脊柱畸形和失稳情况。

3. 放疗有效，通常 ABC 的放射剂量较低，一般小于 40Gy。但鉴于放疗带来的潜在风险（包括抑制生长发育、放疗后脊髓病、骨肉瘤变），多数作者不推荐其作为首选，尤其对于儿童患者（14 岁以下）应慎重实施。放疗多用于手术前后的辅助治疗、复发病灶或存在手术禁忌证患者。同时应充分考虑患者的个体差异及治疗的风险和受益。与 SAE 一样，放疗亦不适用于发生病理性骨折、神经压迫和脊柱不稳定及严重畸形者。

北医三院颈椎 ABC 采用单纯放疗者 4 例（含 1 例 10 岁患儿）。因病变位于上颈椎病变（3 例）或累及节段广（1 例累及 3 个节段），手术的风险高、创伤大，而采用单纯放疗。放疗剂量平均为 34Gy（19.6 ~ 40Gy），随访 12 ~ 55 个月，治疗效果满意，病变出现不同程度骨化。放疗并发症：1 例 C2 病变患者行单纯放疗，但未遵嘱制动，随访时出现寰枢椎半脱位，脊髓明显受压；因无神经损害的症状及体征，患者拒绝进一步手术治疗，目前仍在密切随访中。放疗患者需加强制动，且须密切随访，了解骨融合情况。

4. 药物治疗

（1）2013 年，Simm 等报道使用唑来膦酸成功治疗骶骨 ABC 一例。作者建议将唑来膦酸作为 ABC 的二线治疗药物。目前二膦酸盐治疗骨肿瘤仅限于小规模报道，其适应证尚未通过 FDA 批准。一般认为二膦酸盐治疗可作为不适合手术病例的替代或补充治疗手段，其长期效果仍有待进一步观察。

（2）最近，Lange 等首次报道采用地诺单抗成功治疗 2 例脊柱 ABC 术后复发病例，患者疼痛及神经症状均显著改善，随访 MRI 显示病灶明显缩小。目前尚缺乏充分的临床资料和长期的随访观察以确定其有效性和安全性，但其作为新兴的骨肿瘤生物靶向治疗药物，为脊柱 ABC 治疗提供了新的方向和选择。

（3）经皮病灶内注射硬化剂可用于治疗四肢 ABC。考虑到脊髓损伤的风险，未见脊柱病变的应用报道。

（4）也可病灶内注射强力霉素。北医三院目前仅有 1 例经验。

（作者：王　超　姜　亮　审校：刘忠军）

参考文献

1. Wang C, Liu X, Jiang L, et al. Treatments for primary aneurysmal bone cysts of the cervical spine: experience of 14 cases. Chin Med J (Engl), 2014, 127(23):4082-4086.

2. Boriani S, De Iure F, Campanacci L, et al. Aneurysmal bone cyst of the mobile spine: report on 41 cases. Spine, 2001, 26(1):27-35.

3. Cottalorda J, Bourelle S. Modern concepts of primary aneurysmal bone cyst. Arch Orthop Trauma Surg, 2007, 127(2):105-114.

4. Oliveira AM, Chou MM. USP6-induced neoplasms: the biologic spectrum of aneurysmal bone cyst and nodular fasciitis. Hum Pathol, 2014, 45(1):1-11.

5. Amendola L, Simonetti L, Simoes CE, et al. Aneurysmal bone cyst of the mobile spine: the therapeutic role of embolization. Eur Spine J, 2013, 22(3):533-541.

6. Papagelopoulos PJ, Currier BL, Shaughnessy WJ, et al. Aneurysmal bone cyst of the spine. Management and outcome. Spine (Phila Pa 1976). 1998, 23(5):621-628.

7. Harrop JS, Schmidt MH, Boriani S, et al. Aggressive "benign" primary spine neoplasms: osteoblastoma, aneurysmal bone cyst, and giant cell tumor. Spine, 2009, 34(22 Suppl):S39-47.

8. Liu JK, Brockmeyer DL, Dailey AT, et al. Surgical management of aneurysmal bone cysts of the spine. Neurosurg focus, 2003, 15(5):1-7.

9. Simm PJ, O'Sullivan M, Zacharin MR. Successful treatment of a sacral aneurysmal bone cyst with zoledronic acid. J Pediatr Orthop, 2013, 33(5):e61-e64.

10.Lange T, Stehling C, Fröhlich B, et al. Denosumab: a potential new and innovative treatment option for aneurysmal bone cysts. Eur Spine J, 2013:1-6.

第十七节　血管源性肿瘤

脊柱血管源性肿瘤包括良性和恶性两大类。恶性病变罕见，而良性很常见，即血管瘤。脊柱血管瘤（vertebral hemangioma，VH）占脊柱原发肿瘤的 2%～3%；尸检发现率高达 11%。多见于胸椎，绝大多数病灶无症状，无需处理。约 3.4% 的病变可由无症状进展为有症状，称为侵袭性血管瘤（aggressive hemangioma）。这可在任何年龄发生，多见于 40 岁以后。

一、分类

病理上，骨血管肿瘤分为三大类：① 良性血管瘤和相关病变，属于血管畸形，包括海绵状、毛细血管型、上皮样、静脉血管瘤及血管瘤病；② 恶性的血管肉瘤（angiosarcoma），由内皮分化的肿瘤细胞形成，包括血管肉瘤和上皮样血管内皮瘤（epithelioid hemangioendothelioma），上皮样血管内皮瘤的转移率高达 20%～30%。③ 生物学行为介于良性和恶性之间的中间性血管内皮瘤：包括网状型、鞋钉样、Kaposi 样、混合性血管内皮细胞瘤。

血管外皮瘤与血管瘤关系不大，也被称作血管周细胞瘤 / 孤立性纤维性肿瘤，特点是肿瘤中存在较为丰富的分支状血管。恶性程度根据组织学特点（异型性、分裂象等）可以是低度恶性或高度恶性。

临床上，将脊柱血管瘤可分为四种：静止性（S1）、活动性（S2，疼痛）、侵袭性（S3，有压迫无症状）、侵袭性（S3，伴有神经损害表现）。

二、诊断

1. 影像学诊断　X 线片是最基础的检查方法，但椎体破坏 30%～50% 时才能显示。CT 对评价血管瘤骨内病变最有效，因血管瘤所在位置的骨小梁增粗形成结节，表现为高密度的"圆点征"、"蜂巢样"或"栅栏样"。而恶性血管病变也可有类似表现。血管肉瘤较血管瘤多骨质破坏、侵袭性软组织扩张（尤见于恶性度高的血管肉瘤），有时也可见硬化带。故 CT 难以鉴别带有侵袭性的血管瘤（血管畸形）和血管肉瘤（恶性肿瘤）。

MRI 可以用来评价脂肪成分、软组织肿瘤和脊髓受压程度。无症状的脊柱血管瘤常显示为长 T1 信号（取决于脂肪比例）、长 T2 信号。增粗的骨小梁结节在横断面 T1 像上与周围脂肪组织对比，可以表现为低信号。引起神经损害的血管瘤多位于胸椎，病灶侵及整个椎体、扩张到神经弓和神经根，常在 T1 像表现为低信号、T2 像为高信号，提示其中脂肪增生较少。这对判断血管瘤预后有一定意义。

2. 组织活检和病理诊断　单纯依靠影像学检查难以区分侵袭性血管瘤（血管畸形）、血管肉瘤或血管内皮瘤（恶性）。可 CT 引导下穿刺活检，但往往出血较多。

三、治疗

血管病变的病理类型、临床分类不同，其预后不同，选择的治疗方法也各种各样。恶性血管源性肿瘤（血管内皮瘤或血管肉瘤）一般选择根治性手术治疗，术前辅助血管栓塞或放疗，切除不彻底则需术后辅助放疗和（或）化疗。

没有症状的 VH 仅需观察。也就是说，无症状、偶然发现的血管瘤，仅需随访症状，无需复查影像学。出现典型的栅栏样表现时，骨小梁增粗，其力学强度增加，而非减少，因此无需使用骨水泥增加椎体强度。本节主要介绍脊柱侵袭性血管瘤的治疗。

（一）放射治疗

放射治疗（放疗）在 10 年前一直是一线治疗。主要适应证是有疼痛或轻微神经症状的脊柱血管瘤，尤其适用于病变广泛的患者。一般建议总剂量为 30 ~ 40Gy。总剂量 36 ~ 40Gy 时，82% 的患者疼痛完全缓解。放疗对截瘫也有一定的效果。Asthana 等对 9 例截瘫患者进行了单独放疗，有效率 77.8%（6 例完全康复，1 例好转，2 例没有反应）。

但是对于有神经损害的病例，是否首选放疗，学术界尚存在争议。多数学者认为出现急性神经损害应手术减压，术后再考虑辅助放疗。Acosta 等认为影像学上考虑血管瘤的患者，出现神经损害，就应考虑手术治疗。Yang 等考虑手术存在出血多、术后症状不缓解等危险，认为如果放疗患者症状不缓解，再考虑手术。Aksu 等认为如果神经损害发展缓慢，可以考虑放疗和血管栓塞治疗。

放疗并发症主要包括脊髓损害与恶变。近来随着微创技术的迅猛发展，放疗在脊柱血管瘤治疗中的地位显著下降。

（二）微创治疗

1. 椎体成形术（PVP）适于仅有疼痛、没有神经压迫的病例。多数学者首选 PVP 治疗脊柱血管瘤。Cohen 使用 PVP 治疗了 31 例 VH，76% 的疼痛得到了缓解。其可能机制是：①稳定微小骨折和预防进一步的压缩；②起到"逆向栓塞"的效果，使得血管瘤体积缩小、甚至坏死。它的缺点是不能直接消除血管瘤和去除脊髓压迫。椎体成形术并发症是 PMMA 外漏到椎管内或椎间孔，可引起脊髓或神经根受压。

2. 无水乙醇注射在肝肿瘤中广泛应用，取得了良好疗效。在脊柱血管瘤中也获得了较好的疗效，但危险性较高。国内属于非法使用，国外偶有报道。Teresa Bas 等报道了 18 例有症状的脊柱血管瘤，经椎弓根注射无水乙醇 5 ~ 10ml 后，疼痛均得到了不同程度的缓解。Doppman 等报道应用无水乙醇注射治疗了 11 例患者，单次或多次注射，总剂量为 5 ~ 50ml，6 例截瘫患者中 5 例完全康复，5 例神经根损害患者中 4 例好转。Goyal 等也报道了应用无水乙醇治疗 14 例患者，其中 13 例伴有神经损害，有效率高达 85%。其并发症包括渗漏（类似 PMMA，发生率 25%）、椎体崩解（病理性骨折，注射总剂量 >30ml 时）、神经损害（如 Brown-Sequard 综合征）。

3. 血管栓塞术可以造成血管瘤闭塞、坏死、钙化，从而达到缓解疼痛的目的。主要并发症是脊髓缺血、复发。目前栓塞不单独用于 VH，主要术前使用，以减少术中出血、降低手术风险。

4. 射频消融术对于脊柱骨样骨瘤、溶骨性骨转移瘤、复发难治性脊柱原发肿瘤提供了一种治疗新选择，也可试用于 VH。

（三）手术治疗

一般认为 VH 是畸形，即便临床上表现为侵袭性，也属于良性病变。北医三院首选减压＋椎体成形术，部分患者术后需辅以放疗。国内外部分学者选择全脊椎切除术，缺点是创伤大，风险高。

综上所述，脊柱血管瘤在病理上属血管畸形，为良性病变，但影像学上不易将其中具有侵袭性的血管瘤与血管肉瘤鉴别。术前 CT 引导下穿刺活检可确诊，但易出血，检出率低。国外建议放疗不作为脊柱血管瘤的首选治疗。术前血管栓塞可减少术中失血。侵袭性血管瘤可采取部分切除结合术中椎体成形术。放疗是二线选择。血管肉瘤需根治性切除。

（作者：李 杰 姜 亮 审校：刘晓光）

参考文献

1. Jiang L, Liu XG, Yuan HS, et al. Diagnosis and treatment of vertebral hemangiomas with neurologic deficit: a report of 29 cases and literature review. Spine J,2014,14(6):944-954.
2. Acosta FL Jr, Sanai N, Chi JH, et al. Comprehensive management of symptomatic and aggressive vertebral hemangiomas.Neurosurg Clin N Am,2008,19(1):17-29.
3. Fox MW, Onofrio BM. The natural history and management of symptomatic and asymptomatic vertebral hemangiomas.J Neurosurg, 1993,78(1):36-45.
4. Greene AK, Rogers GF, Mulliken JB. Intraosseous "hemangiomas" are malformations and not tumors. Plast Reconstr Surg, 2007,119(6):1949-1950.
5. Fletcher CD. The evolving classification of soft tissue tumours: an updatebased on the new WHO classification. Histopathology,2006,48(1):3-12.
6. Templin CR, Stambough JB, Stambough JL. Acute spinal cord compression caused by vertebral hemangioma. Spine J,2004,4(5):595-600.
7. Aksu G, Fayda M, Saynak M, et al. Spinal cord compression due to vertebral hemangioma. Orthopedics, 2008,31(2):169.
8. Cohen JE, Lylyk P, Ceratto R,et al. Percutaneous vertebroplasty: technique and results in 192 procedures. Neurol Res,2004,26(1):41-49.
9. Bas T, Aparisi F, Bas JL. Efficacy and safety of ethanol injections in 18 cases of vertebral hemangioma: a mean follow-up of 2 years. Spine,2001,26(14):1577-1582.
10. Inoue T, Miyamoto K, Kodama H, et al. Total spondylectomy of a symptomatic hemangioma of the lumbar spine. Journal of Clinical Neuroscience,2007,14(8):806–809.

第十八节　哑铃形肿瘤

"哑铃形肿瘤"指肿瘤生长遇到解剖学结构的阻挡，而呈现哑铃形（dumbell）或沙漏状外观，即肿瘤连接了两个或两个以上的区域：硬膜下、硬膜外、椎间孔、椎旁；阻挡结构包括硬膜、椎间孔处骨质、椎旁肌（如斜角肌）。它占脊髓肿瘤的 13.7% ~ 17.5%。

哑铃形仅为形态学诊断，无法定性。良性肿瘤多见，生长缓慢，平均每年增大 1%（在骨性结构中）~ 4%（在椎旁软组织中），有的甚至静止；恶性占 8.5%，生长迅速，即便整块切除也易复发。在诊断上，关键是判断其良恶性。治疗上，需选择合适的手术入路完整切除肿瘤，适度保护载瘤神经；对于生长静止或缓慢的患者，也可选择观察。

良性神经源性肿瘤的 5 年局部复发率约为 10%，10 ~ 15 年则高达 30%。原因是：①肿瘤的包膜薄厚不一，可薄至 3 ~ 5 微米，肉眼难以区分，为保留神经极易残留肿瘤；②肿瘤可在骨质中形成小的憩室，也易残留。因而为避免复发，往往需切除载瘤神经或受累骨质。

一、流行病学

成人中约 80% 为神经鞘细胞肿瘤（neurinomas/spinal nerve sheath tumors）。儿童中多见神经母细胞瘤。其他类型少见，如神经节细胞瘤、血管瘤、脊索瘤、尤文肉瘤 /PNET（原始神经外胚层肿瘤）等。神经源性肿瘤包括神经鞘瘤（schwannoma）、神经纤维瘤（neurofibroma）及恶性外周神经鞘膜瘤。

多数神经源性肿瘤常见于胸腰椎，哑铃形相对少见。哑铃形肿瘤相对多见于颈椎（占 44% ~ 66%），而起源于 C2 神经根的就占 18%。这可能因颈神经根在硬膜内走行短，肿瘤易于穿越硬膜并沿神经根孔向椎旁生长。

二、影像学

影像学上，良性肿瘤边界清晰，并伴有神经根孔的外压性扩大；但也有少部分可表现为骨质上形成小的憩室，偶有骨质侵蚀，尤其是复发的病例。恶性肿瘤往往边界不清，骨质侵蚀；偶见神经根孔外压性扩大，易误诊。单纯从影像学上难以鉴别良恶性。不典型病例应常规术前活检。

三、分型

Eden 分型被长期广泛应用，为 4 型：硬膜内外、硬膜内外＋椎旁、硬膜外＋椎旁、椎间孔＋椎旁。相对于颈椎和骶尾椎，胸腰椎哑铃形肿瘤比较简单，Eden 分型较为简便、实用。多数病例在神经外科、普外科或胸外科处理。在颈椎与骶骨，出现了多种新的分型方法。

1. 颈椎　2003 年 Asazuma 分型包括 3 类、9 个亚型，但欠全面，对术式选择缺乏指导意义。2009 年北医三院提出了 PUTH 分型，根据肿瘤横断面影像做 2 条轴线：正中矢状轴、沿神经根走行的神经轴；根据肿瘤与骨性椎管的关系沿正中矢状轴从背侧向腹侧分为 5 个区域

（Ⅰ～Ⅴ），沿神经轴分为4个区域（A～D）；根据分区将肿瘤分为7型。根据分型提出术式：1、2、5型适于后路；4和6型选择前路或前外侧入路；7型需前后联合入路；对于3型的手术入路存争议，可根据术者习惯而定，推荐采用后路。PUTH分型重视肿瘤与骨质的关系，分为3类：外压、侵蚀、在骨质上形成小而深的肿瘤息室。后两者需彻底切除受累骨质。

2. 骶骨　2009年郭卫提出骶骨肿瘤分为4型：Ⅰ型，肿瘤局限于骶管内；Ⅱ型，肿瘤经骶孔延伸至骶骨前方；Ⅲ型，肿瘤延伸至骶骨前后两侧；Ⅳ型肿瘤仅位于骶前。对于Ⅰ型选择单纯后路；Ⅱ、Ⅲ型如肿瘤低于S1水平，单纯后路即可，如高于S1水平则需前后联合入路；Ⅳ型单纯前路即可。问题是此分型未区分肿瘤性质，良性肿瘤无需彻底切除骶骨。

四、载瘤神经的处理

哑铃形肿瘤多起源于脊神经的背侧感觉支，偶起自运动支。瘤体较大时，常难与载瘤神经区分开。切除功能载瘤神经（C5～T1，L3～S1）可造成相应神经功能受损，保留则可因切除不彻底而肿瘤复发。

部分学者选择保留神经，因残留肿瘤生长缓慢。在大宗病例报道中，肿瘤完全切除率仅占86%～94%。术中电生理可监测载瘤神经根功能，决定是否切除载瘤神经。

部分学者倾向于切断载瘤神经，因50%的残留肿瘤患者将再次出现症状，且功能性载瘤神经切断后，7.4%～23%的患者会表现出一过性根性损害；多数术后1年恢复，仅2.3%的患者出现持久性功能障碍。可能原因是：①临近节段的神经根代偿；②载瘤神经的功能已经丧失。

五、术式

哑铃形肿瘤多位于神经结构背侧，首选后路，多需椎板（或半椎板）切除，伴或不伴关节突切除。当肿瘤累及椎体，或向外侧、腹侧延伸巨大时，往往需辅以前路或外侧入路。

1. 颈椎哑铃形肿瘤多选择后路。 McCormick等报道一期后正中半椎板及一侧关节突关节治疗颈椎哑铃形肿瘤。通过将肩胛提肌、后斜角肌及中斜角肌在横突后结节上分离，可显露距离硬膜外缘4cm的范围。如瘤体巨大（穿过斜角肌到达胸锁乳突肌深方时），多需辅以前路或前外侧入路。

Lot等采用前外侧入路。因肿瘤多沿神经根孔向椎体侧前方延伸，与椎动脉关系紧密。侧方入路显露椎动脉更清晰，骨质切除少，不影响颈椎稳定性。经此入路甚至可纵行切开硬膜，切除硬膜下肿瘤。多数医师不熟悉此入路，文献报道较少。

2. 胸腰椎哑铃形肿瘤可形成巨大的椎旁占位，显露困难。 传统术式是后方联合侧方手术；也可侧后方胸腹腔外入路。此术式可显露椎管内、椎管腹侧、椎旁及椎体，适用于椎管内占位及椎旁巨大占位者、上胸椎椎旁肿瘤等。

近年来随着内镜技术（VATS）的进步，出现了后方入路和侧方VATS联合切除肿瘤。有学者完全通过 VATS 切除胸椎哑铃形肿瘤，适于肿瘤位于硬膜外者。他们先切断肋间神经远端，完整切除胸腔内肿瘤，再切除相应肋骨头、扩大椎间孔，最终分离结扎肋间神经近端并切除残余肿瘤。

3. 骶骨哑铃形肿瘤多为巨大的骶前肿块。郭卫等报道了 48 例，恶性占 14.6%。他们术前行腹主动脉球囊阻断。因肿瘤切除后死腔大，软组织较薄，伤口感染、不愈合等并发症较高。48 例患者中 1 例死于围术期低血容量性休克，7 例患者出现伤口并发症。

近年来对哑铃形肿瘤的认识逐渐深入，在肿瘤的分型、手术入路选择、微创技术应用、载瘤神经保护等方面取得较大进展。总体趋势是选择合适的手术入路完整切除肿瘤，减少手术创伤，适度保护载瘤神经。

（作者：姜　亮　祝　斌　吕　扬）

参考文献

1. Jiang L, Lv Y, Liu XG, et al. Results of surgical treatment of cervical dumbbell tumors: surgical approach and development of an anatomic classification system. Spine, 2009, 34(12):1307-1314.
2. Wei G, Xiaodong T, Yi Y, et al. Strategy of surgical treatment of sacral neurogenic tumors. Spine, 2009, 34(23):2587-2592.
3. Ozawa H, Kokubun S, Aizawa T, Hoshikawa T, Kawahara C. Spinal dumbbell tumors: an analysis of a series of 118 cases. J Neurosurg Spine, 2007, 7(6): 587-593.
4. Conti P, Pansini G, Mouchaty H, et al. Spinal neurinomas: retrospective analysis and long-term outcome of 179 consecutively operated cases and review of the literature. Surg Neurol, 2004, 61:34-43.
5. Seppälä MT, Haltia MJ, Sankila RJ, et al. Long-term outcome after removal of spinal schwannoma: a clinico-pathological study of 187 cases. J Neurosurg, 1995, 83:621-626.
6. Klekamp J, Samii M. Surgery of spinal nerve sheath tumors with special reference to neurofibromatosis. Neurosurgery, 1998, 42(2):279-89; discussion 289-290.
7. Asazuma T, Toyama Y, Maruiwa H, et al. Surgical strategy for cervical dumbbell tumors based on a three-dimensional classification. Spine, 2004, 29(1):E10-14.
8. Celli P. Treatment of relevant nerve roots involved in nerve sheath tumors: removal or preservation? Neurosurgery, 2002, 51(3):684-92; discussion 692.
9. McCormick PC. Surgical management of dumbbell tumors of the cervical spine. Neurosurgery, 1996, 38(2):294-300.
10. Barrenechea IJ, Fukumoto R, Lesser JB, et al. Endoscopic resection of thoracic paravertebral and dumbbell tumors. Neurosurgery, 2006, 59(6):1195-201; discussion 1201-1202.

第十九节　骨纤维异常增殖症

纤维异常增殖症（fibrous dysplasia，FD）是由于基因突变引起的良性肿瘤；表现为正常骨组织被吸收，而代之以均质梭形细胞为主的纤维组织和发育不良的编织骨小梁。FD 约占良性骨病变的 7%，分为单骨型（monostotic FD, MFD）和多骨型（polyostotic FD, PFD），后者可合并皮肤牛奶咖啡斑和内分泌障碍（以女性性早熟为突出表现）者称为 McCune-Albright 综合征。FD 多发于四肢骨、肋骨、颅面骨，仅 1.4%～5.5% 累及脊柱。

一、发病特点

北医三院 2005—2012 年收治的 MFD 与 PFD 各 4 例，在英文文献中检索出 MFD 54 例与 PFD 13 例，共统计 58 例 MFD 与 17 例 PFD。该病好发于 30～50 岁，无性别差异；绝大多数表现为慢性病程。MFD 患者通常表现为颈痛或背痛，可合并病理性骨折（5.1%，3/58）、畸形（1.7%，1/58）或神经功能损害（6.9%，4/58）。相反，PFD 出现病理性骨折（82%，14/17）、畸形（65%，11/17）及神经功能障碍（59%，10/17）明显增多。成年后，MFD 患者的病变停滞发展，而 PFD 病变（尤其是连续型）可继续发展，形成新的病理性骨折或畸形，导致原有症状加重。

二、影像学表现

在脊柱 FD 中，不常见四肢 FD 的典型影像学表现（如"毛玻璃征"）。X 线及 CT 多表现为溶骨性、膨胀性破坏，边缘皮质硬化。理论上，FD 边缘骨皮质是完整的；实际在 CT 上，脊柱 FD 的骨壳常不完整。MRI 上，T1 加权像多表现为低信号，T2 加权像表现为中等或混杂高信号，增强时常有强化；部分 FD 可以合并"液平"，提示合并动脉瘤样骨囊肿可能性大。核素扫描可见明显的浓聚。

三、诊断

一般情况下，CT 引导下活检是确诊脊柱病变的最佳方法。但我们在实际工作中发现，在 FD 中活检确诊的阳性率仅 25%（1/4）；一般 CT 表现典型者，病理学表现也典型；CT 表现不典型者，病理学表现也不典型。

FD 诊断需要与转移瘤、多发性骨髓瘤、骨母细胞瘤相鉴别。脊柱 FD 往往表现为脊椎膨胀性改变，多伴有边缘硬化，界限清晰。而转移瘤多进展迅速，常表现为椎体压缩骨折、没有明显的边界。多发性骨髓瘤多累及椎体，多伴骨质疏松，表现为椎体塌陷，很少表现为椎体膨胀。只有硬化性骨髓瘤表现为椎体膨胀，但罕见。骨母细胞瘤通常累及神经弓并常常延伸到椎体，CT 表现为肿瘤边缘反应性硬化轻或缺失，MRI 的 T2 加权像由于血供丰富表现为高信号，部分伴有明显的周围软组织水肿。如出现患处肿胀、疼痛加剧，影像学示骨质破坏区增大、骨嵴或皮质破坏、中断或出现骨膜反应及软组织肿块增大等表现应警惕恶变可能。

四、治疗

对于该病的治疗策略仍存在争议，治疗方式多种多样。PFD 主要是全身治疗，包括二膦酸盐、维生素 D、钙剂，可辅以局部治疗；而 MFD 主要是局部治疗，包括观察、支具固定、手术切除、经皮椎体成形术（percutaneous vertebroplasty, PVP），疗效均满意。

值得注意的是，FD 为良性病变，进展缓慢，罕有恶性。应首选较为保守的治疗。美国麻省总医院建议静止的病灶首选观察；他们观察了 7 例 MFD 患者，病灶没有进展。

对于病灶进行性扩大、骨质破坏明显、出现压缩骨折或神经损害者，应考虑手术治疗。Ippolito 等与 DiCaprio 等主张病灶刮除、植骨。手术相对简单，但存在复发后植骨被病灶侵蚀的问题。而 Tezer 等主张彻底切除病灶，并行 360° 融合固定，这种术式切除彻底，但创伤大，技术难度大。脊柱 PFD 病变累及广泛，彻底切除病变难度高、创伤大，手术死亡率较高。

近年来，微创的理念和技术发展迅速。北医三院在脊柱 FD 中使用 PVP，取得良好的临床效果。对于仅有疼痛或存在病理性骨折风险者，可仅行 PVP；对于伴有神经损害者进行有限的减压、稳定，辅以 PVP。PVP 应用于 FD 的优点如下：①对操作技术的要求低，可降低手术风险，减少创伤，患者康复快、住院时间短；② FD 病变周围边缘硬化的特点，可防止骨水泥溢漏，提高操作安全性；③甲基丙烯酸甲酯（polymethylmethacrylate, PMMA）是理想的骨填充物，不仅可提供良好的机械性支撑、有效减少局部疼痛，同时还能避免植骨再吸收；④ PVP 之前可先进行活检，明确病变性质。一般来说，球囊后凸矫形术（percutaneous kyphoplasty, PKP）并不适用于 FD：绝大多数的 FD 病灶边缘硬化，球囊难以撑开、矫形；如强行撑开，反而增大了骨水泥渗漏的风险。

PFD 是全身性疾病，需要关注全身治疗。二膦酸盐已广泛应用于四肢 FD 的全身治疗，效果良好，可降低骨转化、改善成骨，缓解疼痛，预防或降低病理性骨折的风险。需要指出的是，FD 患者往往伴有明显的矿化不足及维生素 D 缺乏，因此对上述患者应同时补充钙剂及维生素 D。

济南军区总医院于秀淳等报道结合帕米膦酸二钠与阿仑膦酸钠片能够取得更好的疗效。他们建议成人一次应用 60mg 帕米膦酸二钠静滴 4 小时以上，儿童每次 1mg/kg 静滴，连续 3 天，每 3 个月一次，根据病情发展，应用 1 ~ 2 年；在应用帕米膦酸二钠间歇，口服阿仑膦酸钠片 10mg/d。

PFD 病变累及范围广，慢性进展，不除外未处理病变发展引起新的病理性骨折及相关临床症状，需要再手术的可能。因此，密切的随访至关重要。

总之，根据 FD 病变部位与特点，预防或治疗畸形及神经功能损害等并发症，治疗方式应当灵活选择。传统手术可以取得良好的疗效。椎体成形术适用于仅有疼痛或者病理性骨折风险的患者；而对于合并神经功能损害患者可进行有限的减压、稳定，并辅以椎体成形术。

（作者：吴奉梁　姜　亮　审校：刘忠军）

参考文献

1. 吴奉梁, 姜亮, 杨绍敏, 等. 脊柱多骨型纤维异常增殖症的治疗. 北京大学学报（医学版）, 2013, 45(5):950-955.
2. Wu FL, Jiang L, Liu C, et al. Fibrous dysplasia of the mobile spine: report of 8 cases and review of the literature. Spine, 2013, 38(21):2016-2022.
3. Wu FL, Liu ZJ, Liu XG, et al. Polyostotic dysplasia involving the thoracic spine with myelopathy: case report and review of the literature. The Spine Journal, 2014, 14(1):e11-15.
4. Schoenfeld AJ, Koplin SA, Garcia R,et al.Monostotic fibrous dysplasia of the spine:a report of seven cases. J Bone Joint Surg Am, 2010, 92(4):984-988.
5. Dang D, Baig MN, Christoforidis G, et al. C2/C3 pathologic fractures from polyostotic fibrous dysplasia of the cervical spine treated with percutaneous vertebroplasty. Eur Spine J, 2007, 16 Suppl 3:250-254.
6. Deen HG, Fox TP. Balloon kyphoplasty for vertebral compression fractures secondary to polyostotic fibrous dysplasia. Case report. J Neurosurg Spine, 2005, 3(3):234-237.
7. Kotil K, Ozyuvaci E.Fibrous dysplasia in axis treated with vertebroplasty. J Craniovertebr Junction Spine, 2010, 1(2):118-121.
8. DiCaprio MR, Enneking WF. Fibrous dysplasia. pathophysiology, evaluation, and treatment.J Bone Joint Surg Am, 2005, 87(8):1848-1864.
9. Chapurlat RD. Medical therapy in adults with fibrous dysplasia of bone.J Bone Miner Res, 2006, 21 Suppl 2:114-119.

第二十节 骨软骨瘤

一、概述

骨软骨瘤（osteochondroma），也被称为"骨软骨外生骨疣"（osteocartilaginous exostosis）或"外生骨疣"（exostosis），为最常见的骨良性肿瘤，占全身骨肿瘤的 8.5%，占良性骨肿瘤的 36%。骨软骨瘤有单发和多发两种形式，后者被称为骨软骨瘤病（osteochondromatosis），约占 12%。

骨软骨瘤是骨的错构瘤，多见于长骨的干骺端（股骨远端、胫骨近端、肱骨近端和骨盆），只有 1.3% ~ 4.1% 的孤立性骨软骨瘤起自脊柱，占椎管内肿瘤的 0.4%，占孤立性脊柱肿瘤的 3.9%。9% 的骨软骨瘤病患者可有脊柱累及。但实际发生率可能要高些，因为很多患者可无症状。

脊柱骨软骨瘤（spinal osteochondroma）较少见，可为单发，也可为骨软骨瘤病累及脊柱。文献多为个案报道，2011 年北医三院报道了 21 例，为目前国内外最大的脊柱骨软骨瘤单中心报道。

1992 年，Albrecht 等回顾英文文献报道的脊柱骨软骨瘤共 130 例，男女比例为（1.5 ~ 2.5）:1；其中孤立性脊柱骨软骨瘤 96 例，平均发病年龄为 30.0 岁，而累及脊柱的骨软骨瘤病患者 32 例，平均发病年龄仅为 21.6 岁。北医三院脊柱骨软骨瘤患者的男女比例为 2:1，平均发病年龄为 35.0 岁，比文献的年龄偏大；考虑其原因可能是北医三院没有小儿骨科。

一般认为骨软骨瘤在青春期以后停止生长，但脊柱相关节段的退行性变会加重脊髓受压，因而 47% 的患者在 30 岁后才出现脊髓损害表现。北医三院的 21 例患者，18 例有临床症状，平均发病年龄为 37.5 岁，14 例（77.8%）在 30 岁后发病。

二、发病部位及原因

骨软骨瘤可累及任何节段，最好发于颈椎（50%），其中 C2 最常受累，其次好发于胸椎（25%）。多数脊柱骨软骨瘤生长于椎板、椎弓根、关节突或棘突等后柱结构，偶见于椎体。

刚出生时的椎骨有 3 个初级骨化中心，在青春期又出现 5 个次级骨化中心（位于椎体上、下终板周围，横突与棘突的尖部）。可因骺板发育异常或频繁微小创伤而导致骨软骨瘤的发生。颈椎的次级骨化中心于青春期骨化，胸椎次级骨化中心于 25 岁左右骨化，腰椎和骶椎的次级骨化中心则于 30 岁左右骨化。生长发育迅速的次级骨化中心，发生软骨错构的机会大，从而发生骨软骨瘤的机会也大。一般认为，颈椎高发的原因与其活动度大、更易引起椎体骺板的微创伤有关。而腰椎活动度虽大于胸椎，但骨化较迟，因此发病率相对低。

三、临床表现

骨软骨瘤临床表现多种多样，主要与瘤体的生长部位和生长速度有关。多为无症状或仅有局部疼痛或不适。当瘤体向椎管内或椎间孔内生长，可压迫脊髓或神经根。Gille 等回顾文献分析 2004 年之前报道的 150 例孤立性脊柱骨软骨瘤患者，其中 60 例（40%）出现脊髓受压。1907～1992 年间报道的 99 例中，30% 的孤立病例出现脊髓受压，而骨软骨瘤病累及脊柱的患者有 50% 以上会出现神经损害。前者病史平均 18 个月，后者病史平均 33 个月。偶见急性神经损害，甚至猝死的报道。北医三院的 19 例孤立性脊柱骨软骨瘤中，13 例（68.4%）有神经损害表现，其中 8 例有脊髓受压（42.1%）。

四、影像学特点

骨软骨瘤典型影像学表现为有蒂或无蒂的骨样突起，皮质和松质与正常骨相连，肿瘤尖端可见透亮软骨阴影，相间不规则钙化与骨化影。由于与脊柱的骨性结构重叠，X 线平片常难以发现此类病变。文献报道的 80 例脊柱骨软骨瘤患者中，经 X 线片检查，仅 21% 得以诊断，64% 发现异常，15% 误认为正常。CT 可显示肿瘤的软骨和骨化部分。MRI 可评价肿瘤与周围软组织（尤其是脊髓和神经根）的关系。瘤体在 T1 和 T2 像均为等信号；软骨帽在 T1 像为低信号，在 T2 像为高信号，并可以显示大于 3mm 的软骨帽。增强 MR 扫描部分可见肿瘤外周有强化——软骨帽本身不会强化——考虑为覆盖在病灶外的纤维血管组织。随着年龄增长，骨软骨瘤表面的软骨会变薄，钙化或骨化，甚至消失。

五、治疗

无症状的骨软骨瘤可密切随访；对于有神经损害、长期疼痛、保守治疗效果不佳或诊断不明确者，可手术治疗。由于骨软骨瘤多生长于脊柱后方或侧后方，多选择后方入路，将肿瘤及其起源彻底切除；若有脊柱不稳定，可行关节突或椎弓根内固定。对于位于椎体的骨软骨瘤，可选择前方或侧方入路，更易彻底完全切除肿瘤。

回顾 2004 年之前文献报道的 62 例有脊髓压迫的脊柱骨软骨瘤病例，5% 术后死亡，9% 术后症状加重，5% 术后神经损害没有改善，81% 神经损害较术前改善，3 例文献叙述不详。术后疗效差的病例多是早期的病例，因而，总体上手术治疗效果是令人满意的。北医三院的 21 例患者，平均手术时间 130min（45～360min）；术中平均出血 510ml（20～2000ml）。仅 1 例因肿瘤与硬膜粘连重，术后脑脊液漏，保守治疗痊愈，其余无并发症；有神经损害的 15 例，出院时症状均有改善。末次随访时均未出现脊柱后凸、侧凸等畸形及其他脊柱不稳定的表现。

六、预后

术后复发少见。2004 年之前报道的脊柱孤立性骨软骨瘤病例，仅 4% 复发，平均在术后 5 年（0.5～14 年）。术后复发与瘤体或软骨帽残留有关，应彻底切除病灶。如肿瘤位于后方，可行肿瘤及相邻骨质的彻底切除，若肿瘤位于椎体，则可行边缘性切除。对于复发的病例，需要鉴别骨软骨瘤恶变可能和低度软骨肉瘤可能。

骨软骨瘤可恶变为软骨肉瘤。骨软骨瘤病的恶变率很高，约 15%，而孤立性骨软骨瘤的恶变率仅为1%。有学者认为脊柱骨软骨瘤恶变率相对于四肢更高，但未见依据。目前仅有4例脊柱骨软骨瘤恶变的文献报道，仅见于术后肿瘤复发。瘤体较大并有较厚的软骨帽（尤其是大于1cm），或成年后肿瘤持续生长，均提示恶性可能。

（作者：崔　岩　姜　亮　审校：刘忠军）

参考文献

1. 姜亮,崔岩,刘晓光,等.脊柱骨软骨瘤的诊断与外科治疗.中国脊柱脊髓杂志,2011,21:103-107.
2. Albrecht S, Crutchfield JS, SeGall GK. On spinal osteochondromas. J Neurosurg, 1992, 77:247-252.
3. Gille O, Pointillart V, Vital JM. Course of spinal solitary osteochondromas. Spine, 2004, 30:13-19.
4. Brastianos P, Pradilla G, McCarthy E, et al. Solitary thoracic osteochondroma:case report and review of the literature. Neurosurgery, 2005, 56(6):1379.
5. Srikantha U, Bhagavatula ID, Satyanarayana S, et al. Spinal osteochondroma: spectrum of a rare disease. J Neurosurg Spine, 2008, 8:561-566.
6. Tubbs RS, Maddox GE, Grabb PA, et al. Cervical osteochondroma with postoperative recurrence,case report and review of the literature. Childs Nerv Syst, 2010, 26:101-104.

第二十一节　朗格汉斯细胞组织细胞增生症

朗格汉斯细胞组织细胞增生症（Langerhans Cell Histocytosis，LCH）罕见，临床表现多样，病因不明。LCH 是来源于树突状细胞的朗格汉斯细胞的单克隆性增生性疾病。2010 年 Badalian-Veryd 等报道近一半 LCH 患者的体细胞中存在 BRAF 癌基因突。

一、分型

LCH 分为嗜酸性肉芽肿（Eosinophilic Granuloma，EG）、韩 - 雪 - 克病（Hand-Schüller-Christian Disease）和勒 - 雪病（Letterer-Siwe Disease, LS）。EG 的发病率最高（79% 为单发，7% 为多发），14% 属其他类型 LCH。EG 多为单灶性溶骨性病变，也可为多发骨骼病变，不伴有其他脏器受累，预后良好。韩 - 雪 - 克病属慢性广泛性病变，典型三联征为突眼、尿崩症、颅骨的骨破坏。LS 病属急性广泛性病变，多见于 3 岁以下婴幼儿，多出现发热、肝脾肿大、全身淋巴结肿大、皮疹及全身各脏器受累、全血细胞减少等症状，病死率较高。

二、发病

LCH 年发病率为 1:150 万至 5:100 万。各年龄段的人群均可能发生，主要见于 5 ~ 10 岁儿童，可发生于全身各系统。按受累部位出现的频率由高到低依次是：骨骼（50% ~ 80%）、皮肤（33%）、垂体（25%）、肝、脾、造血系统、双肺、淋巴结。Howarth 等研究了 314 例 LCH 病例，发现累及多系统的病例占 30.6%，仅累及骨骼单系统的占 36.3%。

骨病灶常见于颅骨、股骨、扁骨（肩胛骨、肋骨、下颌骨）、盆骨和脊柱。LCH 脊柱受累病例占总病例数的 6.5% ~ 25%。在脊柱中，胸椎最常受累（54%），腰椎次之（35%），颈椎少见（11%）。北医三院随访了 89 例脊柱 LCH，椎旁软组织受累占 61.8%（55/89），结构受累占 56.2%（50/89），脊柱多发病变占 13.5%（12/89）。

三、临床表现

LCH 的临床表现主要由受累部位决定。在骨骼 LCH 中，50% ~ 90% 的患者以局部骨骼疼痛为最初症状，其他症状包括：夜间痛、软组织肿胀、压痛、病理性骨折、头痛（颅骨病灶）、听力下降、中耳炎（乳突病灶）和牙齿脱落（颌骨病灶）。脊柱受累时常见症状为疼痛、活动受限，少数患者可见神经损害、脊柱畸形（斜颈和侧弯）。单发骨骼病灶常在疼痛出现前 1 ~ 2 周有感冒、咽痛等表现，卧床休息 4 ~ 8 周后自愈。

四、诊断

LCH 影像学检查不易确诊。扁平椎（vertebra plana），也称为硬币征（coin sign），比较常见（北医三院报道见于 50% 的脊柱 LCH 病例），但缺乏特异性，还可见于尤文肉瘤、骨髓炎、白血病、淋巴瘤、动脉瘤样骨囊肿、幼年性黄色肉芽肿、骨髓瘤、骨质疏松症等。对于有典型影像学表现的病例可以选择密切观察，一般 4 ~ 8 周症状自行缓解。对于影像学表现不典型者，则需活检。

CT 引导下穿刺活检是安全有效的，北医三院的活检准确率为 91.2%。对多发病灶者，应从安全、易于操作处活检。

病理可见异常朗格汉斯细胞，免疫组化 S-100 蛋白、CD1a、CD207 等阳性，电镜可见 Birbeck 颗粒。血常规、红细胞沉降率等检查在诊断中意义不大，可用于评价和监测疾病活跃程度、受累器官功能状态，有助于判断疗效和随访观察。

LCH 一旦确诊，还需排除全身各部位可能的多发病灶，常用骨扫描或全身 X 线片。相比之下，骨扫描的辐射剂量稍小。

五、治疗

EG 的治疗方法众多，疗效均佳。目前没有随机对照研究证实何种治疗能改善 EG 的预后或自然病程。脊柱 EG 的并发症更多的是来源于过度医疗，而非其自然病程。已知的治疗方法包括：观察、支具保护、非甾体抗炎药（NSAIDs）、二膦酸盐、全身或病灶内局部注射激素、手术切除、小剂量放射治疗、CT 引导下经皮射频消融等。

北医三院的做法是临床诊断脊柱 LCH 后，患者如无神经损害表现，首选卧床休息、支具保护 1~2 个月，一般症状缓解，则无需其他治疗；如患者伴有轻微神经损害、轻度后凸畸形，需严密观察，处理如前；如出现明显的神经损害或后凸畸形，则需手术；如症状持续 1~2 个月仍不缓解，则考虑诊断不正确，需活检确诊。

（一）脊柱单发病灶

绝大多数患者可自愈。骨科医生的作用主要是明确诊断、预防并发症、发现复发。

1. 支具　可缓解疼痛、预防骨折进展。常需佩戴支具 1~3 个月；目前对于佩戴支具时间的长短尚无统一意见。我们认为需注意两方面：①疼痛缓解；②CT 上骨密度降低开始改善。

2. 手术　指征应严格把握。一般认为手术指征是保守治疗无效、诊断不明、存在脊柱不稳、伴有神经损害或明显畸形；但仍有争议。①诊断不明时，应首选 CT 引导下穿刺活检，而非手术。②神经损害是相对手术指征，因多数 LCH 的神经损害症状轻微，经卧床休息或支具保护，绝大多数可自愈。③畸形也是相对手术指征。因患儿年龄较小，脊柱尚有较大的生长潜力，轻度后凸 / 侧弯可在保守治疗中部分甚至完全恢复。反之，如单纯前路矫形融合，而后方继续生长，后凸畸形可再次出现。Yeom 等指出手术组残留的后凸畸形比保守治疗组更为严重。

北医三院的脊柱 LCH 患者中 22.5%（20/89）接受手术治疗；主要是早期病例，近年来随着对疾病认识的深入，手术比例显著降低。20 例手术患者中，7 例有明显神经损害症状，5 例脊椎明显后凸畸形，4 例为明确病理诊断，2 例节段明显不稳，2 例考虑恶性病变（1 例出现终板破坏，1 例存在夜间痛）。20 例均行病灶清除术，其中 15 例因脊柱节段不稳定行内固定术。5 例存在后遗症状，均不影响日常生活（1 例疼痛，2 例残遗留根性损害，2 例轻度活动受限，2 例轻度畸形）。

放疗一般行中小剂量放疗即可。放疗可能损害椎体终板的生长潜能，有诱发恶变的风险。北医三院在 2009 年以前曾将小剂量放疗作为标准治疗，未见恶变或明显畸形。2009 年之后，不首选放疗，仅使用支具保护，疗效相同。

（二）骨骼多发 EG 与多系统 LCH 的治疗

儿童在小儿血液科治疗，成人在血液科或肿瘤内科治疗。通常采用化疗，包含数种药物，具体方案根据何种器官系统受累、病灶的数目以及有无器官功能障碍决定。Howarth 等报道了 314 例 LCH，发现局灶刮除术对高危组病例并未起到提高治愈率的作用。

六、随访

典型病例 6 周、3 个月、6 个月时随访患处 X 线片（或 CT）直至骨质破坏消失、骨质硬化。此后可根据临床症状决定复查时间，一般每年评估一次；此时为避免辐射，局部检查首选 MRI。全身检查首选骨扫描，相比多部位 X 线片的辐射小。

对于多发病变，Satter 等建议对 LCH 的活动程度进行临床评分，评价内容包括临床表现、实验室化验和影像学三部分，共 39 分；并以此来评价 LCH 预后。死亡风险随着评分增加而上升，当评分大于 6 分时提示预后不良，建议积极联合化疗治疗。

（作者：姜 亮　钟沃权　王睿峰）

参考文献

1. 刘晓光，钟沃权，姜亮，等，颈椎朗格汉斯细胞组织细胞增生症的诊断和治疗．中国脊柱脊髓杂志，2009，19(6):431-436.
2. Zhong WQ, et al.Langerhans cell histiocytosis of the atlas in an adult. Eur Spine J, 2010, 19(1):19-22.
3. Jiang L, et al. Langerhans cell histiocytosis with multiple spinal involvement. Eur Spine J, 2011, 20(11):1961-1969.
4. Jiang L, et al.Langerhans cell histiocytosis of the cervical spine: a single Chinese institution experience with thirty cases. Spine (Phila Pa 1976), 2010, 35(1):E8-15.
5. Postini AM., et al., Langerhans cell histiocytosis of bone in children: a long-term retrospective study. J Pediatr Orthop B, 2012, 21(5):457-462.
6. Arkader A., et al. Primary musculoskeletal Langerhans cell histiocytosis in children: an analysis for a 3-decade period. J Pediatr Orthop, 2009, 29(2):201-207.
7. Abla O., Egeler RM, Weitzman S. Langerhans cell histiocytosis: Current concepts and treatments. Cancer Treat Rev, 2010, 36(4):354-359.
8. Haupt, R., et al. Langerhans cell histiocytosis (LCH): Guidelines for diagnosis, clinical work-up, and treatment for patients till the age of 18 years. Pediatr Blood Cancer, 2013, 60(2): 175-184.
9. Satter EK., High WA.Langerhans cell histiocytosis: a review of the current recommendations of the Histiocyte Society. Pediatr Dermatol, 2008, 5(3):291-295.
10. Robert H.,J. Dubousset, Miladi L.Istiocytosis X in the juvenile spine. Spine (Phila Pa 1976), 1987, 12(2):167-172.

第二十二节　肺癌脊柱转移

一、概述

肺癌在美国的年发病率约为 63/100000，病死率居恶性肿瘤患者的第 1 位。肺癌脊柱转移（Spinal Metastases of Lung Cancer, SMLC）是最常见的脊柱转移瘤，但预后最差（中位生存期 2.1～8.8 个月）。既往对 SMLC 多采取非手术治疗。2013 年 Morgen 等回顾研究了单中心收治的 2321 例有脊髓压迫症状的脊柱转移瘤患者，肺癌脊柱转移瘤患者的 1 年生存率明显提高，从 2005 年的 9% 提高至 2010 年的 30%。这一变化趋势将影响肺癌脊柱转移瘤患者的生存期预测，乃至改变治疗策略。

二、手术治疗

目前北医三院骨科对肺癌脊柱转移瘤患者的首选治疗为非手术治疗（化疗与靶向治疗、放疗）。手术治疗可有效缓解患者的疼痛程度、提高生活质量、改善神经功能。手术治疗的指征仅限于：①由肿瘤进展导致的神经损害症状进行性加重；②严重的疼痛，且保守治疗无效（外固定、止疼药、放疗等）；③由病理性骨折导致脊柱稳定性丧失，潜在的脊髓损伤风险较高。必备条件：①全身情况能够耐受手术，无手术禁忌证；②预期生存期大于 3 个月。

对符合手术指征的患者，如非急诊手术，术前应常规行 CT 引导下病椎穿刺活检明确病理类型。根据北医三院骨科 2005 年至 2012 年收治的 35 例患者的统计，肺腺癌为最常见的病理类型（68.6%）。对经济条件允许的患者，建议完善 PET-CT 检查、明确重要脏器转移情况及骨转移灶数量。

（一）手术治疗策略

SMLC 患者的 Tomita 评分均 ≥ 5 分（肺癌 4 分；无重要内脏器官转移 0 分；脊柱单发骨转移 1 分）。在 Tomita 评分的治疗策略中，建议的手术方式为姑息性手术。然而随着部分 SMLC 患者生存期的延长、全脊椎整块切除术（total en bloc spondylectomy，TES）的发展，少数医师对肺癌寡转移（指全身转移灶仅 1～3 个）病灶尝试彻底切除。

（二）姑息性手术的疗效

Chen 等用刮除术治疗了 31 例非小细胞 SMLC。患者平均生存期为 8.8 个月；80% 患者的运动功能明显改善，其中 17 例（68%）丧失行走能力的患者术后恢复了行走能力；生存期大于 6 个月的 19 例患者中，17 例拥有行走能力；1 年生存率为 31%。Fukuhara 等回顾了 14 例接受姑息性手术治疗的 SMLC，平均生存期为 5 个月；71% 患者的运动功能明显改善，64% 行走能力提高；86% 患者疼痛明显缓解。

北医三院手术治疗的 22 例 SMLC 患者，VAS 评分的中位数从术前的 7 分下降至术后 3 分；Karnorfsky 日常状态评分的中位数从术前的 50 分上升至术后 60 分；术前 13 例有神经功能损害的患者中，9 例（69.2%）术后 Frankel 分级上升一个等级；术前丧失行走能力的 6 例患者中，4 例出院后恢复行走能力。术后平均行走能力维持时间 6.8 个月，平均生存期 13 个月。

（三）根治性手术的疗效

日本 Murakami 等报道了应用 TES 治疗的 6 例无内脏器官转移且无其他部位骨转移的肺癌孤立性脊柱转移瘤。手术指征为：无内脏器官转移、无其他骨转移、单发脊椎转移或单发病灶累及连续 2 ~ 3 个脊椎（Tomita 评分 5 分）。回顾性研究显示平均生存期高于 46.3 个月，随访期内术区局部无肿瘤复发。

Aoude 等应用 TES 治疗了 1 例合并表皮生长因子受体（Epithelial Growth Factor Receptor，EGFR）突变的肺腺癌 L2 单发骨转移瘤患者。术后行局部放疗。随访 7 个月时患者仍存活，症状恢复满意，术区局部无肿瘤复发。

（四）手术治疗的并发症

文献报道手术治疗脊柱转移瘤的并发症发生率为 10% ~ 52%。Ibrahim 等进行的多中心研究中，围术期死亡率 5.8%，并发症发生率为 21%。其中内固定失败 2.2%，伤口并发症 4%，医疗并发症（肺炎、深静脉血栓及尿道感染等）占 7.6%，手术并发症（脑脊液漏、胸导管损伤、食管损伤）占 7.2%。整块切除组、分块切除组及姑息减压组的并发症发病率分别为 25%、16%、22%。

Chen 等应用刮除术治疗 SMLC，围术期死亡率 6.5%，并发症发生率 25.8%。Murakami 等应用全脊椎切除治疗 6 例 SMLC，2 例出现围术期并发症：1 例脑脊液漏合并伤口感染；1 例硬膜外血肿导致神经功能恶化。北医三院采用姑息性手术策略治疗 SMLC，并发症发生率 31.8%，且患者住院期间保守治疗即可得到有效缓解，无二次手术或死亡病例。

三、放射治疗和药物治疗

（一）放射治疗

文献报道 50% ~ 80% 的骨转移瘤患者放疗后局部疼痛明显好转，10% ~ 35% 的患者疼痛感完全消失。疼痛的缓解起始于首次放疗后 1 ~ 10 天，完全起效通常在 1 ~ 2 个月后。

立体定向体部放疗（Stereotactic body radiotherapy，SBRT）等技术的应用极大促进了放疗在脊柱肿瘤领域的应用，并由于精确性高而被称为 "放射手术"（Radiosurgery）。但对于无法行 MRI 者、有脊髓或马尾神经受压、椎管侵占率大于 25%、需外科手术的脊柱失稳、脊髓或马尾神经距离病灶在 5mm 以内的患者等，不建议首选放射治疗。

Gerszten 等应用放射手术治疗了 393 例患者的 500 个脊柱转移瘤病灶。90% 的脊柱病灶局部得到长期（3 ~ 53 个月，平均 21 个月）有效的控制。其中 80 个 SMLC 病灶局部均（100%）得到了长期控制。SMLC 患者的疼痛长期改善率达 93%。

（二）药物治疗

药物治疗是杀伤肿瘤细胞、控制肿瘤进展的重要手段，近年来分子靶向药物的进展极大提高了综合治疗的效果。EGFR 抑制剂（吉非替尼、厄洛替尼等）在 EGFR 突变的肺非小细胞肺癌晚期患者中治疗的疗效已得到肯定。

2011 年美国国家综合癌症网络（National Comprehensive Cancer Network，NCCN）关于非小细胞肺癌临床指南中推荐对有骨转移的非小细胞肺癌患者行 EGFR 突变检测。Zukawa 等报道 2 例 SMLC 患者应用吉非替尼后局部控制满意。影像学显示脊柱病灶出现了成骨性改变，证实分子靶向药物对 SMLC 可以有较好的局部疗效。

四、总结

北医三院的研究表明：强调综合治疗，药物治疗是影响 SMLC 患者生存期的主要因素，而手术治疗对生存期无明显影响。对有手术指征，拟行手术治疗的患者，外科医师应向其客观说明手术价值，避免患者对手术的过度期望。

（作者：李　彦　姜　亮　审校：刘忠军）

参考文献

1. Murakami H, Kawahara N, Demura S, et al. Total en bloc spondylectomy for lung cancer metastasis to the spine. J Neurosurg Spine,2010,13:414-417.

2. Chen YJ, Chang GC, Chen HT, et al. Surgical results of metastatic spinal cord compression secondary to non-small cell lung cancer. Spine,2007,32:413-418.

3. Fukuhara A, Masago K,Neo M, et al. Outcome of surgical treatment for metastatic vertebra bone tumor in advanced lung cancer. Case Rep Oncol, 2010, 3: 63-71.

4. Ibrahim A, Crockard A, Antonietti P, et al. Does spinal surgery improve the quality of life for those with extra-dural (spinal) osseous metastases? An international multicenter prospective observational study of 223 patients.J Neurosurg Spine,2008,8:271-278.

5. Morgen SS, Lund-Andersen C, Larsen CF, et al. Prognosis in patients with symptomatic metastatic spinal cord compression (MSCC) - Survival in different cancer diagnosis in a cohort of 2321 patients. Spine,2013,38:1362-1367.

6. Aoude AA, Amiot LP. Surgical treatment of a patient with lung cancer metastasized to the spine with EGFR mutation: A case report.Int J Surg Case Rep,2013,3:510-512.

7. Chow E,Harris K, Fan G,et al. Palliative radiotherapy trials for bone metastases: a systematic review.J Clin Oncol,2007,25:1423-1436.

8. Gerszten PC, Burton SA, Ozhasoglu C, et al. Radiosurgery for spinal metastases: clinical experience in 500 cases from a single institution. Spine,2007,32:193-199.

9. Zukawa M, Nakano M, Norikazu H, et al. The effectiveness of gefitinib on spinal metastases of lung cancer-report of two cases. Asian Spine J,2008,2:109-113.

10. 李彦，姜亮，刘晓光,等.肺癌脊柱转移瘤的手术治疗疗效及生存分析.北京大学学报（医学版）,2014,46:138-143.

第二十三节　甲状腺癌脊柱转移

脊柱转移瘤中，甲状腺癌是常见的原发癌。其中最常见的是分化型甲状腺癌（Differentiated Thyroid Cancer, DTC）。总的来说，此类患者的生存期较长，预后较好。

一、诊断及预后

甲状腺癌分为分化型腺癌（乳头状癌、滤泡状癌，占90%）、非分化型腺癌（髓样癌，占5%～10%）和未分化型腺癌（<5%）。3.7%的DTC发生骨转移。北医三院的22例分化型甲状腺癌脊柱转移（Spinal Metastasis, SM）患者中滤泡型约占75%、乳头状型约占25%。

甲状腺癌患者的10年生存率为80%～95%，发生转移后10年生存率降低至40%；其中50%为肺转移，25%为骨转移，15%同时出现肺和骨转移，10%为其他部位。DTC骨转移患者平均生存期为4年，10年生存率为13%～21%。

出现甲状腺癌转移时，部分患者尚未确诊原发灶，此时CT引导下穿刺活检仍是诊断DTC转移的"金标准"。北医三院的DCT患者中，34%既往无肿瘤病史。DTC的脊柱转移灶常见于椎体（85%），最常见于胸椎（60%～80%），其临床症状包括骨性疼痛（83%～59%）、脊髓压迫（28%）和病理性骨折（13%）。PET-CT是最常用的判断全身转移灶的检测方法。

二、治疗

原发灶的处理首选甲状腺全切术；对于不能手术者，也可行大剂量^{131}I治疗。对于转移灶的处理，2013版美国国立综合癌症网络（National Comprehensive Cancer Network, NCCN）的指导手册推荐了五种方法：外科干预、^{131}I或体外放疗、动脉栓塞、二膦酸盐类药物和靶向治疗。近几年，经皮椎体成形术和冷冻疗法也应用到此领域。总的来说需要制订个性化治疗方案：单发SM患者主要以手术治疗，多发SM及全身转移患者需结合外科、内科及放疗。

（一）外科干预

1. 手术　对于多发转移，手术是放疗的重要辅助或补充，其指征是脊柱不稳定、严重神经压迫症状和肿瘤对放射不敏感；而对于单发SM病灶，则首选彻底切除。手术分为姑息切除术和全椎体切除术。需根据原发癌的类型、是否有内脏转移、椎体转移的数量（Tomita术前评分）来选择合适的手术方案。2011年，日本的Tomita团队报道24例DTC脊柱转移患者，姑息切除者14例，术后的局部复发率为57%，术后平均41个月再次手术；TES者10例，术后复发率仅为10%（$P<0.01$）。作者指出：TES手术可有效减少局部复发。美国MSKCC的Bilsky团队提出了NOMS治疗框架，并着重介绍了分离手术（separation surgery）辅以放疗治疗转移瘤。NOMS是神经功能、病理类型、脊柱稳定性与全身情况的缩写，基于上述4种情况综合决定治疗方案。实际上，分离手术是扩大的减压术，需要彻底切除与硬膜囊距离为2～3mm的所有肿物，术后可在不损害神经功能的情况下大剂量放疗残余肿瘤，其

局部复发率每年低于 5%。北医三院的研究结果显示全椎切除 3 例未见复发（0/3），平均随访时间 32.7 个月；分块切除/刮除者复发比例 44%（8/18），复发平均时间为 39 个月。长征医院报道了 22 例 DTC，手术切除能显著改善神经功能，提高患者的生存质量。

根治性手术的并发症较多。Boriani 等分析了 134 例 TES 术，其中 47 例共发生了 70 例并发症（深部感染、内固定断裂、伤口裂开和血肿等）。他指出复杂术式和肿瘤复发对并发症的发生影响最大。

2. 微创治疗　包括动脉栓塞（EMB）、冷冻疗法、射频治疗和经皮椎体/后凸成形术（PVP/PKP）。EMB 可阻断各类肿瘤的生长、升高白介素和减少术中失血，适用于肝癌、肾癌、甲状腺癌等各种富血性恶性肿瘤。PVP 通过骨水泥固化产热稳定微骨折防止椎体塌陷、毁损神经末梢缓解疼痛，适用于有椎体骨折、局部疼痛及富血性恶性肿瘤患者。PVP 产热仅仅能使骨水泥周边最多 2mm 的肿瘤组织坏死，不能高估其作用。射频可产热杀死周边 5mm 至数厘米的肿瘤。冷冻疗法可结合手术根治和免疫治疗，通过注射液氮进入肿瘤组织从而杀死癌细胞。Tomita 团队报道了 52 例 TES 手术结合冷冻疗法：术中将切下的椎板和椎体放入液氮中冷冻灭活，再被当做自体骨移植用于脊柱重建。术后 38 例患者的 IL-12 在术后 1~3 个月内有明显增加。

（二）放射碘治疗

^{131}I 是治疗 DTC 骨转移的基本疗法，适合于绝大多数对放射碘治疗敏感的患者。切除甲状腺后，转移灶的摄碘率升高，^{131}I 进入转移灶后可逐步释放 β 射线，破坏癌细胞。^{131}I 对肺转移疗效极佳，对骨转移疗效欠佳。对 ^{131}I 敏感者的 5 年、10 年和 15 年的生存率分别为 96%、93% 和 85%；而对 ^{131}I 不敏感者的相应生存率仅为 37%、14% 和 8%。其严重并发症包括继发白血病或其他恶性肿瘤、造血功能障碍等。

（三）体外放疗（EBRT）

适用于对 ^{131}I 不敏感、手术不彻底、存在远处转移的患者。EBRT 从以往的 1 年局部复发率高达 70% 的常规放疗（cEBRT）已发展为调强放疗、近距离放疗等更为精准、强度更高的放疗。对于无或有轻微脊髓压迫的转移瘤，立体定位放疗的局部反应率高达 85%~95%；对复发 SM 患者，还可实施再次或第三次放疗。短期 EBRT 的不良反应包括皮肤红斑、干性脱皮、黏膜炎；长期 EBRT 的不良反应包括恶变、色素沉着和气管狭窄。

三、辅助治疗

1. 二膦酸盐类药物（如唑来膦酸）　通过抑制 DTC 诱导的破骨细胞活动，有效地减少疼痛、脊髓压迫、病理性骨折和高钙血症等骨骼相关事件（Skeletal-Related Events, SREs）的发生。

2. 靶向治疗地诺单抗（Denosumab）　可以抑制核因子 κB 受体活化因子配体，从而阻止破骨细胞对骨质的吸收。血管内皮细胞生长因子受体（VEGFR）是一种有效控制血管再生和肿瘤生长的因子，适合于对 ^{131}I 不敏感的患者。

（作者：欧阳汉强　姜　亮　审校：刘忠军）

参考文献

1. Ramadan S, Ugas MA, Berwick RJ, et al. Spinal metastasis in thyroid cancer. Head & Neck Oncology, 2012, 4:39.
2. NCCN. Clinical Practice Guidelines in Oncology. Thyroid Carcinoma version 2. 2013, 19-37.
3. Sciubba DM, Petteys RJ, Dekutoski MB,et al. Diagnosis and management of metastatic spine disease. J Neurosurg Spine, 2010, 13(1):94-108.
4. Demura S, Kawahara N, Murakami H, et al. Total en bloc spondylectomy for spinal metastases in thyroid carcinoma. J Neurosurg Spine, 2011, 14(2):172-176.
5. Laufer I, Rubin DG, Lis E, et al. The NOMS framework: approach to the treatment of spinal metastatic tumors. Oncologist, 2013, 18(6):744-751.
6. Zhang D, Yin H, Wu Z, et al.Surgery and survival outcomes of 22 patients with epidural spinal cord compression caused by thyroid tumor spinal metastases. Eur Spine J, 2013, 22(3):569-576.
7. Boriani S, Bandiera S, Donthineni R, et al. Morbidity of en bloc resections in the spine. Eur Spine J, 2010, 19(2):231-241.
8. Murakami H, Demura S, Kato S, et al. Increase of IL-12 following reconstruction for total en bloc spondylectomy using frozen autografts treated with liquid nitrogen. PLOS ONE, 2013, 8(5):e64818.
9. 郭卫. 骨转移性肿瘤外科学. 北京: 人民卫生出版社, 2013, 120-123.
10. Schlumberger M, Challeton C, De Vathaire F, et al. Radioactive iodine treatment and external radiotherapy for lung and bone metastases from thyroid carcinoma. J Nucl Med, 1996, 37(4):598–605.

第二十四节　前列腺癌脊柱转移

前列腺癌是最常见的恶性肿瘤之一，居新诊断的男性恶性肿瘤的第二位，在发达国家为第一位。我国的前列腺癌发病率为 7.1/10 万人，男性恶性肿瘤中排第七位。它易发生骨转移，常见于脊柱。

一、病理及诊断

前列腺癌绝大多数为腺泡腺癌，其余 5%~10% 为肉瘤样癌、导管腺癌、鳞癌和腺鳞癌等少见类型。Gleason 分级系统被用来评估其病理恶性程度并指导治疗和预后。前列腺癌可通过盆底淋巴系统和脊柱静脉转移，发生脊柱转移时最先累及腰椎，较少累及颈椎。

前列腺癌脊柱转移后的首发症状多为背部疼痛，严重时可因肿瘤直接压迫或脊柱的病理性骨折而出现脊髓压迫症状。对于考虑前列腺癌脊柱转移的患者（有前列腺癌病史或者发现前列腺肿块），一旦发现 PSA 升高，即可高度怀疑前列腺癌转移。穿刺活检是脊柱转移瘤诊断的"金标准"，而原发灶活检有助于明确 Gleason 分级。

X 线、CT 和 MRI 可以用来观察脊柱结构与破坏情况。骨扫描和 PET-CT 用于筛查和观察前列腺癌的转移情况。骨扫描的敏感度较高，但特异性不高，是首选检查。18F-choline（FCH）或 Na18F PET/CT 的灵敏性和准确性均高于骨扫描。以下情况应行骨扫描：有骨转移肿瘤的症状；前列腺癌 T1 期，血清前列腺癌特异抗原（PSA）> 20 μg/ml；前列腺癌 T2 期，PSA > 10 μg/ml；前列腺癌 T3 或 T4 期；Gleason 评分 ≥ 8。动态对比增强 MRI 可判断前列腺癌脊柱转移灶的血供，有助于判断术前栓塞的必要性。

二、治疗

治疗包括原发灶治疗、转移灶治疗及全身治疗。前列腺癌多为雄激素敏感型，转移治疗首选雄激素去势治疗（ADT）及抗雄激素治疗，并辅以局部放疗。

（一）原发灶的治疗

针对有脊柱转移的前列腺癌患者，原发病灶的治疗首选内分泌治疗，其他治疗手段包括根治性前列腺切除术（优点是可保留海绵体神经及性功能）、放射性粒子植入、局部冷冻治疗等。

（二）全身治疗

1.内分泌治疗　包括去势治疗和抗雄治疗。去势治疗的方法分为手术去势和药物去势（适用于 70 岁以上或体质衰弱者）。30% 的前列腺癌患者在 ADT 治疗 16~18 个月后，转为激素抗拒型（CRPC），更易发生骨转移。此时可采用二线内分泌治疗（醋酸阿比特龙联合泼尼松、恩杂鲁胺等），辅以骨科局部治疗。

2.化疗　多西他赛和卡巴他赛可用于前列腺癌转移。ADT 前使用 6 个疗程的多西他赛相比于单独 ADT 显著延长了患者的生存时间。

3. 核素治疗　发射 β 射线为主的亲骨核素（如锶 -89 和钐 -153）只用于缓解疼痛等姑息治疗，没有改善生存率等优势。因 β 射线效射程更长，易导致骨质破坏、造血系统抑制等。

镭 -223（223Ra）可治疗转移性的 CRPC，国内尚未批准。223Ra 可明显改善预后、提高生存率。223Ra 发射 α 射线（能量较高，有效射程短，<100 μm），对肿瘤的杀伤力强、副作用较小。223Ra 治疗的常见不良反应包括胃肠道反应和造血系统反应（腹泻、呕吐、周围水肿、造血系统抑制等）。

4. 免疫治疗　Sipuleucel-T 是首个通过 FDA 审核的 CRPC 免疫治疗药物，是治疗无症状的转移性 CRPC 的 I 类推荐。它是一种自体癌症的"疫苗"。通过采集患者的含有抗原呈递细胞的白细胞，放入前列腺酸性磷酸酶粒细胞巨噬细胞集落刺激因子中培养后回输入患者体内，达到治疗的目的。它可将中位生存期从 21.7 个月延长至 25.8 个月。

5. 骨修饰剂　双膦酸盐可预防和延缓骨转移引起的病理性骨折。它是无机焦磷酸的衍生物，与骨质中的羟基磷灰石结合，阻断骨溶解过程，从而达到保护骨骼的目的。唑来膦酸可抑制肿瘤细胞的增殖，诱导其凋亡，抑制细胞的黏附和转移。常见并发症是发热与下颌骨坏死。

6. 靶向药物　地诺单抗通过抑制 RANKL，阻止骨质破坏和吸收，其并发症类似唑来膦酸。

（三）脊柱病灶局部治疗

脊柱病灶的局部治疗包括支具保护、微创治疗、外科手术与放射治疗。其前提是对于脊柱转移肿瘤的准确评估，包括预后评估、脊柱稳定性评估、硬膜囊压迫程度评估三个方面。

评估预后的常用方法是 Tokuhashi 评分和 Tomita 评分，还可指导手术方式的选择。根据 Tomita 评分，2 ～ 4 分为预期寿命大于 2 年；4 ～ 6 分为 1 ～ 2 年；6 ～ 8 分为 6 ～ 12 个月，8 ～ 10 分为小于 3 个月。脊柱肿瘤的脊柱稳定性评分（SINS），共 6 项 18 分：0 ～ 6 分为稳定（无需外科干预）；7 ～ 12 分可能不稳定（可能需要外科干预）；13 ～ 18 分为不稳定（建议外科干预）。硬膜囊压迫程度（degree of epidural spinal cord compression，ESCC），共分为 3 级。详见附录三。

Bilsky 与 Yamada 等提出了 NOMS 框架，关注病理类型（放疗敏感性），强调放疗与手术的协作。NOMS 从 Neurologic（神经功能）、Oncologic（肿瘤学）、Mechanical（机械稳定性）与 Systemic（全身情况）四个角度出发评估病情，确定治疗的方案。

1. 放射治疗　转移灶的局部体外放射治疗（EBRT）是一种有效治疗。因脊柱病灶紧邻脊髓，EBRT 很难精确定位，疗效欠佳。立体放射治疗（SBRT）等新技术可精确定位病灶。ADT 联合 SBRT 可延长患者的生存时间和术后症状缓解时间。

2. 经皮椎体成形术（PVP）　前列腺癌骨转移病变多为成骨性病变，仅小部分患者可发生病理性骨折，导致局部疼痛，其中腰椎常见。PVP可以有效提高局部稳定性，但杀伤肿瘤的效果微小。

3.外科手术治疗 可显著改善患者的生存质量。手术应参考预后评分，制订相应的方案。Tomita对于预期生存期2年以上者建议全椎整块切除（TES）；1~2年者行减瘤术；6~12个月者行姑息手术；小于3个月者给予临终关怀。手术方式包括：

（1）姑息减压内固定常用于多发转移，或者一般情况不佳的患者。

（2）分离手术（separation surgery）是一种扩大刮除，在切除椎板的基础上，切除椎体的后半部分和后纵韧带，目标是切除硬膜囊周边3~5mm肿瘤，利于术后SBRT，肿瘤局部复发率5%。

（3）TES手术适用于单发脊柱转移者，局部复发率约为5%。优点是切除彻底，缺点是创伤大，风险高。

（4）2014年日本Murakami等报道了"第二代TES技术"，适用于多发转移患者。术中把肿瘤椎体取下后，放入液氮中冷冻20分钟，再把冷冻后的组织填入钛网用于椎体重建。这种方法可有效地提高术后机体对肿瘤的免疫，优于传统的TES手术。目前这种方法已经应用于甲状腺癌、乳腺癌、肾癌等骨转移的治疗。

手术并发症包括：感染、脑脊液漏、肿瘤复发、局部血肿压迫、再骨折等。术后并发症发生率高达23%。老年患者（>80岁）较年轻患者术后并发症发生率较高（33.3%，$P=0.004$）。10.7%（31/289）的患者因术后并发症需要二次手术。经皮微创小切口技术同样适用于脊柱转移肿瘤患者，该类手术有出血量少、手术时间短等优点，该类手术可降低术后并发症的发生率。

前列腺癌脊柱转移需综合治疗，结合了骨科、泌尿外科、放射科、核医学科、肿瘤科、放疗科等多学科，需多学科协作完成。

（作者：王奔 姜亮 侯小飞 张卫方 梁莉 孟娜）

参考文献

1. Torre LA, Bray F, Siegel RL, et al. Global cancer statistics, 2012. CA Cancer J Clin, 2015, 87-108.
2. Humphrey PA. Histological variants of prostatic carcinoma and their significance. Histopathology, 2012, 60(1): 59-74.
3. Network NCC. NCCN clinical practice guidelines in Oncology:Prostate Cancer. Version1.2015 ed. NCCN.org, 2014.8-59.
4. Butoescu V, Tombal B. Practical guide to bone health in the spectrum of advanced prostate cancer . Can J Urol, 2014, 21(2 Supp 1): 84-92.

5. Sweeney CJ, Chen YH, Carducci M, et al. Chemohormonal therapy in metastatic hormone-sensitive prostate cancer . N Engl J Med, 2015, 373(8): 737-746.

6. Ju DG, Zadnik PL, Groves ML, et al. Factors associated with improved outcomes following decompressive surgery for prostate cancer metastatic to the spine. Neurosurgery, 2013, 73(4): 657-666; discussion 666.

7. Laufer I, Iorgulescu JB, Chapman T, et al. Local disease control for spinal metastases following "separation surgery" and adjuvant hypofractionated or high-dose single-fraction stereotactic radiosurgery: outcome analysis in 186 patients . J Neurosurg Spine, 2013, 18(3): 207-214.

8. Murakami H, Kato S, Ueda Y, et al. Reconstruction using a frozen tumor-bearing vertebra in total en bloc spondylectomy can enhance antitumor immunity. Eur Spine J, 2014, 23 (Suppl 2): 222-227.

9. Quraishi NA, Rajabian A, Spencer A, et al. Reoperation rates in the surgical treatment of spinal metastases. Spine J, 2015, 15(3 Suppl): S37-43.

10. Rao PJ, Thayaparan GK, Fairhall JM, et al. Minimally invasive percutaneous fixation techniques for metastatic spinal disease. Orthop Surg, 2014, 6(3): 187-195.

第二十五节　骨髓瘤

骨髓瘤（myeloma）是血液系统肿瘤，发病率为（0.4～5）/100 000，占脊柱原发骨肿瘤的26%。但因其诊疗与转移瘤相似，也有学者认为它不是原发骨肿瘤。北医三院骨科在1998～2010年间治疗了36例MM，20例SBP。

骨髓瘤对放疗和化疗均敏感，仅5%的患者需外科干预。但脊柱外科尚面临两个难题：①在脊柱外科首诊的骨髓瘤如何确诊？②何时、什么情况下需何种手术治疗？

一、概述

脊柱骨髓瘤主要分为多发性骨髓瘤（multiple myeloma，MM）及骨孤立性浆细胞瘤（solitary bone plasmacytoma，SBP）。骨髓瘤患者中，94%为MM，MM中80%累及脊柱，50%～70%伴有椎体压缩骨折；SBP仅占2%，60%位于脊柱。确诊时，SBP的平均年龄约为55岁，而MM约为65岁。MM及SBP均为男性多发，MM男女比例为1.5∶1，SBP为2.0∶1。

受累节段以胸椎为主，腰椎、颈椎次之，骶尾骨相对少见。在MM病程中，90%的患者发生溶骨破坏，70%以上诉骨痛，10%因瘤体压迫或病理骨折而出现神经损害。65%的患者首诊时有脊柱破坏、甚至脊髓受压，可能到骨科首诊。

既往认为不同类型的MM生存期不同：IgA和IgD型预后差，现在认为t（4;14）；t（14;16）；t（14;20）和de（117P）染色体的异常可提示不良预后。随着新型治疗药物的应用和自体造血干细胞移植的开展，MM患者的生存期有了明显的延长。MM经化疗中位生存期3年，经新型抗骨髓瘤药物联合造血干细胞移植可延长至5年。SBP患者预后相对较好，局部控制率可高达80%，平均生存期可达7.5～12年。约2/3的SBP患者可进展为MM，平均进展时间为2～4年，可长达15年。因检查不全面（MRI、PET-CT等），部分病例就诊时已存在多发病灶却未被发现，而被误诊为SBP。

二、诊断

就诊于骨科的患者，多出现骨痛或神经受压的表现，往往首先进行影像学的检查，然后是病理学检查。

病理检查包括两种方法：①骨损部位的CT引导下经皮穿刺组织活检，北医三院的诊断正确率为100%；是早期诊断脊柱骨髓瘤的重要手段，尤其适用于没有发现其他病灶时；②骨髓穿刺涂片检查，是诊断骨髓瘤的常规方法，由血液科开展，是鉴别MM与SBP的重要手段。

为了鉴别SBP与MM，建议常规行脊柱及骨盆的MRI和（或）全身PET-CT检查。PET-CT已在鉴别MM、SBP或髓外浆细胞瘤中显示明显的优越性，但因价格高达万元，其使用受到了限制，即便在发达国家也未列为常规检查。既往认为是SBP的部分患者经过全面检查

（PET-CT、全脊柱与骨盆 MRI），26%～33% 的患者还可发现其他部位的病灶，而最终确诊 MM。骨扫描仅能检测出 MM 中 35%～60% 的溶骨性病灶，敏感性和特异性很低，现多主张废弃。原因是骨髓瘤往往表现为骨破坏，而反应性成骨很少，导致无放射性浓聚。一旦诊断浆细胞肿瘤，还应进行免疫球蛋白的检测，以利于分型、区分 MM 与 SBP。

　　诊断标准：MM 的诊断目前多采用 WHO 的标准和 IMWG 的标准，国内也采用 2013 年中国骨髓瘤诊疗指南的标准。主要依据上述三方面检查，①骨穿发现单克隆的浆细胞 >10% 或活检诊断浆细胞瘤；②单克隆免疫球蛋白（M 蛋白）：IgG>35g/L，IgA>20g/L，IgM>15g/L，IgD>2g/L，IgE>2g/L，尿中单克隆 κ 或 λ 轻链 >1g/24 小时，并排除淀粉样变；③ X 线检查有溶骨性损害和（或）广泛骨质疏松和（或）病理性骨折。符合上述标准中的第一条和后两条中的任一条，即可确诊 MM。目前认为最有价值的诊断依据是骨髓中发现单克隆的浆细胞，单克隆免疫球蛋白的量（第二条）可以不达到标准。3% 的 MM 患者为不分泌型，检测不到 M 蛋白。MM 与 SBP 鉴别要点在于，SBP 患者 M 蛋白数值低于上述标准，且影像学只发现孤立病变，非病变部位穿刺涂片和活检均未发现单克隆浆细胞的存在，且无其他骨髓瘤引起的相关损害。2015 年 IMWG 和中国骨髓瘤工作组均更新了诊断标准，增加了：血游离轻链的比值大于 100，PET 和（或）MRI 发现 1 处以上 >5mm 的溶骨性病变、骨髓浆细胞数 ≥ 60% 作为与骨髓瘤 CRAB 症状同等重要的症状性骨髓瘤的标准。

　　三、治疗

　　MM 是全身性疾病，以全身治疗为主（化学治疗、造血干细胞移植、免疫治疗、二磷酸盐等），少数患者需辅以局部治疗（放疗、椎体成形术、手术）；SBP 首选局部放疗，我们在临床中发现某些对放疗不敏感的患者（ki-67 表达低、CD20 阳性），放疗欠满意，建议首选手术彻底切除（这还需要更多的临床资料证实）。

　　（一）MM 治疗

　　1. 药物治疗　参考 NCCN 的指南，MM 分为适于移植患者（主要为 ≤ 65 岁）与不适于移植的患者（为 >65 岁患者）。对于可能接受移植的患者，治疗包括传统化疗、新型抗骨髓瘤药物（沙利度胺、硼替佐米等）进行诱导治疗，后进行自体造血干细胞移植。不适于移植的患者诱导治疗为传统化疗、新型药物。参照 NCCN 的指南，推荐一线方案以硼替佐米为基础的方案（PAD、PCD、BD、VMP 等）和沙利度胺或来那度胺为基础（MP、RD 等）的诱导方案。单纯化疗已不再成为一线方案。诱导治疗若使用硼替佐米和来那度胺，两者的费用较高，第一年患者的治疗费用为 20～60 万元（包括自体移植的费用）不等。患者一旦达到缓解，即进入维持治疗，费用根据所用选择的药物不同，可以每年从几千至几万不等。辅助治疗中，双膦酸盐可以将骨折可能性降低 47.6%，并推迟了 11 个月，其严重并发症是颌骨骨坏死。

　　2. 放疗　范围应距肿瘤边缘至少 2cm，包括受累脊椎全部及其头尾端相邻的正常脊椎。

一般低剂量放疗（15~20Gy）可使75%~100%的患者疼痛缓解；30~40Gy剂量可缓解脊髓压迫、改善神经症状；50~60Gy剂量下钙化率提高。仅40%~50%病灶可再钙化。

一般建议脊髓受压者首选放疗，应在脊髓受压诊断24小时内开始，辅以地塞米松。52%~86%的患者神经功能有所恢复。放疗前神经损害出现的速度影响神经功能的改善：快速恶化者（1~7天内），28%可恢复神经功能；而恶化缓慢者（>7天），56%可恢复。

3.椎体成形术（PVP）和后凸成形术（PKP）　指征是对其他治疗无效的疼痛（缓解率可达80%以上）；相对指征是椎体骨折风险（椎体破坏>50%）。相对禁忌证是椎体后壁骨质破坏和（或）脊髓明显受压。PMMA外漏至椎管内（37.5%）、神经根孔（20%）、椎旁（52.5%），其中5.4%需手术治疗。

4.手术指征应严格掌握　脊柱存在严重不稳定、严重神经功能受损（肌力≤3/5或快速出现）时，应选择手术。术式主要是姑息切除、减压和稳定，务必是简单有效。4%~22%出现手术并发症。因MM广泛骨质破坏，骨质强度广泛下降，内固定失败率较高，翻修率高达25%。如需使用内固定，适当延长固定节段。我们建议MM的术式应力求简单，尽可能减小手术并发症，无需追求彻底切除。

（二）SBP治疗

首选放疗，剂量应在45Gy以上，局部控制率可达83%~96%。如SBP对放疗无反应，则首选手术切除。

SEER统计了1973年至2005年的1164例SBP，其中34.6%仅行手术切除，53.9%仅行放疗，0.9%同时行放疗和手术治疗。手术和放疗在局部控制方面并无显著统计学差异，二者联合也并未显著改善生存期。Knobel等报道了206例SBP，未行放疗而仅行手术者80%（4/5）复发，仅放疗者14%（21/148）复发，而行放疗和辅助化疗者7%（2/30）复发。从以上结果看，在疾病控制方面，手术比放疗并无优势。

目前认为SBP不需要化疗。早期化疗可能会引起耐药，从而减少了其进展为MM后需要化疗时的方案选择；且化疗并不能减少SBP转化为MM。但需严格的随访，一旦转化为MM应进行再评估和全身治疗。

（作者：袁伟　姜亮　审校：刘彦　孟娜）

参考文献

1. 姜亮,袁伟,刘晓光,等.脊柱多发性骨髓瘤的诊断与治疗——附36例报道.中国脊柱脊髓杂志,2011,21:540-544.
2. 姜亮,袁伟,刘忠军,等.脊柱孤立性浆细胞瘤的诊断与治疗——附20例报道.中国脊柱脊髓杂志,2011,

21:316-320.

3. Sezer O. Myeloma bone disease: recent advances in biology, diagnosis, and treatment. Oncologist, 2009, 14(3):276-283.

4. Bilsky M H, Azeem S. Multiple myeloma: primary bone tumor with systemic manifestations. Neurosurg Clin N Am, 2008, 19(1):31-40.

5. Ludwig H, Beksac M, Blade J, et al. Current multiple myeloma treatment strategies with novel agents: a European perspective. Oncologist, 2010, 15(1):6-25.

6. Jin R, Rock J, Jin J Y, et al. Single fraction spine radiosurgery for myeloma epidural spinal cord compression. J Exp Ther Oncol, 2009, 8(1):35-41.

7. Astolfi S, Scaramuzzo L, Logroscino C A. A minimally invasive surgical treatment possibility of osteolytic vertebral collapse in multiple myeloma. Eur Spine J, 2009, 18 Suppl 1:115-121.

8. Tancioni F, Lorenzetti M, Navarria P, et al. Vertebroplasty for pain relief and spinal stabilization in multiple myeloma. Neurol Sci, 2010, 31(2):151-157.

9. Jawad M U, Scully S P. Skeletal Plasmacytoma: progression of disease and impact of local treatment; an analysis of SEER database. J Hematol Oncol, 2009, 2:41.

10. Rajkumar SV.Multiple myeloma: 2011 update on diagnosis, risk stratification, and management. Am J Hematol, 2011, 86(1):57-65.

第二十六节　淋巴瘤

淋巴瘤为血液系统来源的恶性肿瘤，根据病理类型可分为两大类：霍奇金淋巴瘤（Hodgkin's Disease, HD）及非霍奇金淋巴瘤（non-Hodgkin's Lymphoma, NHL）。HD 包括结节硬化型、淋巴细胞为主型及淋巴细胞消减型等病理类型；NHL 根据来源可分为 T 细胞和 B 细胞来源两大类。B 细胞来源的常见类型是弥漫大 B 细胞和黏膜相关等，T 细胞来源的常见类型是外周 T、T/NK 细胞型和 T 细胞淋巴母细胞型。淋巴瘤多累及淋巴结和淋巴组织丰富的脏器，脊柱受累常是淋巴瘤的晚期表现，而仅累及骨骼的原发骨淋巴瘤（Primary Bone Lymphoma, PBL）则少见。脊柱淋巴瘤患者中男性多于女性，好发年龄段为 40 ~ 60 岁。

PBL 于 1928 年首次报道，1939 年首次将其定义为一种独立疾病。在 2013 版 WHO 骨和软组织肿瘤中，PBL 的定义为：由恶性淋巴细胞构成的位于骨骼的单发或多发肿瘤，不伴远处淋巴结及其他结外器官受累。PBL 约占恶性淋巴瘤的 1%，约占恶性骨肿瘤的 5%。国外的大宗 PBL 报道往往来源于血液科：加拿大的 Ramadan 等在 2007 年报道了 131 例，其中 42 例（32%）为脊柱淋巴瘤；2012 年，RCN（Rare Cancer Network）组织的多中心报道中，13 家机构共报道了 116 例，其中脊柱淋巴瘤 33 例（28%）；在其他关于 PBL 的较大宗报道中，脊柱淋巴瘤所占比例稍低，占 7% ~ 17%。

一、临床表现

骨痛是最常见的临床表现，其次是局部肿块。脊柱淋巴瘤还可出现神经损害症状，如脊髓压迫、马尾综合征等。B 症状（如发热、盗汗等）少见；部分患者可出现高钙血症，并引起意识障碍。出现临床症状至确诊时间间隔不等，由 2 周至 6 个月。临床上将脊柱淋巴瘤的自然病程分为两期——前驱期及进展期：前驱期表现为患处疼痛，伴或不伴有神经根损害症状，症状通常持续数月至 1 年；进展期主要表现为出现严重的神经功能损害，常在 2 ~ 8 周内出现。

神经损害可高达 65%，尤其是骨科的病例，可能与不同科室的诊疗对象不同有关。广东中山大学附属第一医院报道 69%（9/13）的患者出现截瘫，其他神经损害包括根性疼痛（31%）、神经根病（8%）及单纯肌力下降（8%）。上海长征医院报道 68%（27/40）的患者出现肢体无力，43%（17/40）伴有膀胱及直肠功能障碍。北医三院 10 年中外科治疗仅 11 例（对于肌力 ≥ 3 级者首选放疗与化疗），其中手术者 9 例，另 2 例行椎体成形术。

二、影像学表现

在 MRI 上，脊柱淋巴瘤与多发骨髓瘤表现类似，比转移瘤的骨质破坏轻。MRI 可清楚地显示患处骨髓受累情况，通常表现为 T1 低信号、T2 高信号；椎体压缩骨折较常见；绝大多数可见硬膜外软组织肿块，甚至出现结核脓肿流注样改变，而误诊为结核。如软组织肿块、骨髓信号改变、仅少量骨质破坏，病变应考虑淋巴瘤可能；如病变穿透骨皮质、病理性骨折及软组织肿块同时出现，则提示预后不良。

三、诊断及分期

PBL 诊断的"金标准"是病理组织活检，还需结合全身检查（CT、MRI 或 PET-CT）除外骨外病变。对于原发脊柱的淋巴瘤，因病变局限，应行病变部位的活检；此时常规的骨髓穿刺检查可为阴性。北医三院的脊柱淋巴瘤患者中，CT 引导下穿刺活检的阳性率为 75%（9/12）。

应用最为广泛的 PBL 分期是 Ann-Arbor 分期：ⅠE 期为孤立性骨性病变，ⅡE 期为病变累及单个骨及邻近淋巴结，Ⅳ 期为多发骨损害，不伴脏器和淋巴结的受累。对于原发脊柱淋巴瘤，仅累及单个椎体的为 ⅠE 期，伴同侧（以膈肌为界）淋巴结受累的为 ⅡE 期，累及多个椎体的定义为ⅣE 期。

四、治疗

目前对于脊柱淋巴瘤的治疗，涉及血液科、放疗科及骨科等多个学科。

（一）保守治疗

目前根据分期，Ⅰ～Ⅱ期首选化疗和放疗联合，Ⅳ期患者病变广泛，以化疗为主。根据病理类型不同，一线化疗方案包括 CHOP（环磷酰胺、阿霉素、长春新碱及激素）或 CHOP 样方案（主要为 R-CHOP、E-CHOP 方案等）；若肿瘤细胞 CD20 阳性，可加用利妥昔单抗（Rituximab，R-CHOP）。1987～2008 年间的多中心研究回顾研究 116 例 PBL，显示联合治疗能提高生存率。建议放疗剂量应 >40Gy，且化疗至少 6 个周期。治疗结束时，整体反应率为 91%（完全缓解 [CR]74%，部分缓解 [PR]17%）。12 例（10%）患者出现局部复发或进展，17 例（15%）全身复发。5 年总生存（OS）为 76%。

美国 MSKCC 医院回顾了 82 例 PBL，总体 5 年生存率 88%。其中 11 例单纯放疗，中位放疗剂量为 4400cGy（2000～6150cGy）；另外 24 例单纯化疗（CHOP 或 R-CHOP），4～6 个周期；46 例联合治疗（CHOP 或 R-CHOP，2～6 个周期，辅以放疗 2400～5600cGy，中位剂量为 4400cGy）。联合治疗、单纯化疗及单纯放疗患者的 5 年生存率分别为 95%、81% 及 70%。

（二）手术治疗是保守治疗的补充

目前对于手术指征细节尚有争议。北医三院建议首选简单、安全、有效的手术，目的是确保保守治疗的完成。我院手术指征主要是：①肌力≤Ⅲ级，或 2 周内肌力迅速下降（减压伴或不伴内固定方式）；②椎体压缩骨折导致结构不稳、严重疼痛（椎体成形术）。对于骨性压迫导致的神经损害，倾向于手术治疗，而软组织肿瘤压迫导致的神经损害倾向于首选放化疗。放化疗之后只要神经功能没有明显恶化，就无需急于手术，待放化疗完成后，看神经功能恢复情况，再决定是否需手术干预。

淋巴瘤对放化疗均敏感，无需根治性切除脊柱淋巴瘤。对于肿瘤局部压迫导致的轻度神经功能损害，放化疗均可在短时间内使肿物消退，无需手术治疗。如先手术，术后待局部软组织愈合，将延误放化疗 3 ~ 4 周，不利于全身的病情控制。

北医三院脊柱淋巴瘤患者预期 5 年总体生存率为 64.2%，其中非手术组 80%，手术组 60%，两组间生存率无统计学差异。对于采取放化疗联合治疗的患者，预期 5 年生存率 83.3%，而未接受联合治疗的患者为 44.4%，无统计学差异。手术对于患者神经功能的改善、稳定结构及缓解症状均有确切疗效。接受外科干预治疗的 11 例患者中，术前神经功能 Frankel C 级的患者术后神经功能均有至少 1 级的恢复，神经功能为 D 级的患者感觉及运动障碍均有明显缓解，E 级的患者疼痛较前明显缓解。

中山大学附属第一医院的 13 例存在脊髓压迫的患者中，8 例接受手术（半数行前路减压及重建，余行后路单纯减压），另 5 例行保守治疗（3 例急诊放疗，2 例仅化疗）；两组的 5 年生存率、神经功能恢复相仿。作者的观点与大多数血液科医生观点相仿：手术应严格掌握指征，单纯软组织肿瘤压迫所致的神经损害，急诊放疗就可有效缓解压迫，无需手术；存在骨性压迫、结构不稳者，才需手术治疗。

但上海长征医院的观点与众不同。40 例患者中手术组 37 例，保守组 3 例。有 7 例因压迫症状较轻（关键肌肌力 ≥ Ⅲ 级）先接受放化疗联合治疗，但神经症状未获得满意恢复。其作者认为，因肿瘤压迫导致神经压迫及脊髓血供受损，出现瘫痪后即使手术治疗也难以达到满意效果，应积极手术治疗；对于压缩骨折、脊柱不稳定导致的神经损害，应立即行手术干预；若单纯肿瘤压迫引起轻 ~ 中度神经功能损害，可行非手术治疗；若 2 周内患者神经功能无恢复，也应手术干预，挽救神经功能，提高患者生存质量，延长生存期。

（三）建议

1. CT 引导下的病灶穿刺活检是脊柱淋巴瘤的确诊方法。还需结合全身检查。

2. 首选保守治疗，建议 Ⅰ ~ Ⅱ 期患者放疗和化疗联合治疗，Ⅳ 期患者主要为化疗。

3. 手术指征主要：①肌力 ≤ Ⅲ 级，或 2 周内肌力迅速下降（减压伴或不伴内固定方式）；②椎体压缩骨折导致结构不稳、严重疼痛（椎体成形术）。

4. 对于骨性压迫导致的神经损害，倾向于手术治疗，而软组织肿瘤压迫导致的神经损害倾向于首选放化疗。

5. 手术首选简单、安全、有效的快速减轻神经损害的方式，以最大限度地降低致残率，作为放化疗的辅助治疗，提高患者生存质量。

6. 放化疗之后只要神经功能没有明显恶化，就无需急于手术，待放化疗完成后，看神经功能恢复情况，再决定是否手术治疗。

（作者：夏天　姜亮　审校：刘彦　克晓燕）

参考文献

1. Mikhaeel NG. Primary bone lymphoma. Clin Oncol (R Coll Radiol), 2012, 24(5):366-370.

2. Cai L, Stauder MC, Zhang YJ, Poortmans P, et al. Early-stage primary bone lymphoma: a retrospective, multi-center Rare Cancer Network (RCN) Study. International Journal of Radiation Oncology, Biology, Physics, 2012, 83(1):284-291.

3. Ramadan KM, Shenkier T, Sehn LH, et al.A clinicopathological retrospective study of 131 patients with primary bone lymphoma: a population-based study of successively treated cohorts from the British Columbia Cancer Agency. Annals of Oncology, 2007, 18(1):129-135.

4. Alencar A, Pitcher D, Byrne G, et al. Primary bone lymphoma - the University of Miami experience. Leukemia & Lymphoma, 2010, 51(1):39-49.

5. Beal K, Allen L, Yahalom J. Primary bone lymphoma: Treatment results and prognostic factors with long-term follow-up of 82 patients. Cancer, 2006, 106(12):2652-2656.

6. Heyning FH, Hogendoorn PCW, Kramer MHH, et al. Primary non-Hodgkin's lymphoma of bone: a clinicopathology investigation of 60 cases. Leukemia, 1999, 13(12):2094-2098.

7. Tahiri L, Benbouazza K, Amine B, et al. Primary non-Hodgkin's lymphoma presenting as radicular syndrome: report of two cases. Rheumatology International, 2009, 30(1):113-117.

8. Peng X, Wan Y, Chen Y, et al. Primary non-Hodgkin's lymphoma of the spine with neurologic compression treated by radiotherapy and chemotherapy alone or combined with surgical decompression. Oncology Reports, 2009, 21(5):1269-1275.

9. Tang Y, Yang XH, Xiao JR, et al. Clinical outcomes of treatment for spinal cord compression due to primary non-Hodgkin's lymphoma. Spine Journal, 2013, 13(6):641-650.

第三部分　附　录

附录一　脊髓损伤（损害）的神经功能分级

1. Frankel 分级（1969 年）分为五个级别（表 1）。

表 1　Frankel 分级

分级	临床表现
A	损伤平面以下感觉及运动功能完全消失
B	损伤平面以下无运动功能，仅存某些感觉功能
C	损伤平面以下仅存一些无用的运动功能
D	损伤平面以下存在有用的运动功能，但不完全
E	感觉、运动及括约肌功能正常

2. ASIA 神经功能损伤分级（改自 Frankel 分级，美国脊髓损伤学会）

　　1982 年由美国脊髓损伤协会 (ASIA) 制定。感觉评分检查每侧 28 个关键感觉点（C2 ~ S5，S4 和 S5 作为一个平面）的针刺觉和轻触觉（每一点分 3 级，得 0 ~ 2 分），针刺觉和轻触觉分别评分，总分为 0 ~ 112 分。ASIA 标准的关键肌有 10 组，运动评分总分为 0 ~ 100 分（表 2、表 3）。

表 2　ASIA 神经功能损伤分级

分级	损伤程度	临床表现
A	完全性损伤	骶段（S4 ~ 5）无任何感觉和运动功能保留
B	不完全性损伤	在神经损伤平面以下（包括 S4 ~ 5）存在感觉功能，但无运动功能
C	不完全性损伤	神经损伤平面以下有运动功能保留，一半以上的关键肌肌力 <3 级
D	不完全性损伤	神经损伤平面以下有运动功能保留，至少一半的关键肌肌力 ≥ 3 级
E	正常	感觉和运动功能正常

表3　ASIA 运动功能评价

神经	左	右	关键肌
C5	☐	☐	屈肘肌（肱二头肌、肱肌）
C6	☐	☐	伸腕肌（桡侧伸腕长和短肌）
C7	☐	☐	伸肘肌（肱三头肌）
C8	☐	☐	中指屈肌（指深屈肌）
T1	☐	☐	小指外展肌
L2	☐	☐	屈髋肌（髂腰肌）
L3	☐	☐	伸膝肌（股四头肌）
L4	☐	☐	踝背屈肌（胫前肌）
L5	☐	☐	长伸趾肌（拇长伸肌）
S1	☐	☐	踝跖屈肌（腓肠肌和比目鱼肌）
S4 ~ 5			肛门括约肌自主收缩（有 / 无）

3. 改良 Frankel 分级

Kawahara 等将 D 级进一步分为：

D1：保留的运动达到最低功能状态（肌力为 3 级）且二便失禁；

D2：保留的运动达到中等的功能（主要的关键肌为 3 级至 4 级）且存在二便障碍；

D3：保留的运动在较高的功能状态（主要关键肌在 4 级）且二便功能正常。

附录二 脊柱肿瘤稳定性评估

2010 年脊柱肿瘤研究组织（Spine Oncology Study Group）提出脊柱肿瘤的稳定性评分（Spinal Instability，SINS）（表 1）。

表 1 脊柱肿瘤的稳定性评分（SINS）

影响因素	得分
1. 部位	
交界节段（枕骨 -C2，C7～T2，T11～L1，L5～S1）	3
运动节段（C3～6，L2～4）	2
相对固定节段（T3～10）	1
固定节段（S2～5）	0
2. 疼痛	
存在	3
偶有疼痛，但非机械性	1
无疼病灶	0
3. 骨病灶性质	
溶骨性	2
混合性（溶骨、成骨并存）	1
成骨性	0
4. 影像学脊柱顺列	
半脱位 / 滑移	4
新的畸形（后凸 / 侧凸）	2
正常	0
5. 椎体塌陷程度	
大于 50%	3
小于 50%	2
无塌陷但累及椎体范围大于 50%	1
无以上情况	0
6. 附件受累情况	
双侧	3
单侧	1
无	0
总分	
稳定	0～6
可能不稳定	7～12
不稳定	13～18

附录三 硬膜囊压迫程度

　　纽约 MSKCC 医院外科的 Mark H. Bilsky 与放疗科的 Yoshiya Yamada 等提出了硬膜囊压迫程度（degree of epidural spinal cord compression，ESCC），以便制定联合治疗的策略（表1，图 1C ~ D）。

表1　硬膜囊压迫程度分类

分类	MRI 表现
0	肿瘤局限于骨内
1	肿瘤侵入硬膜外，脊髓无受压变形
1a	硬膜外受累，但硬膜囊无变形
1b	硬膜囊变形，但未接触到脊髓
1c	硬膜囊变形，接触到脊髓，但脊髓未受压
2	脊髓受压，但可见脑脊液
3	脊髓受压，不可见脑脊液

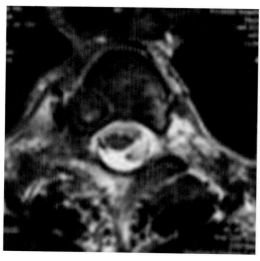

图 1A，ESCC 0（病例5，图 5-2B）

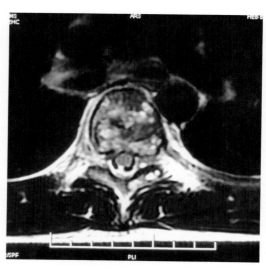

图 1B，ESCC 1b（病例7，图 7-1F）

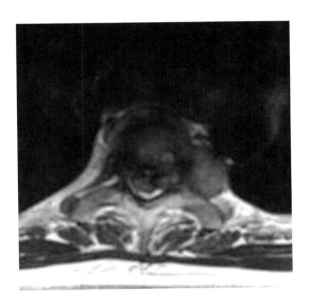

图1C，ESCC 2（病例10，图10-1G）

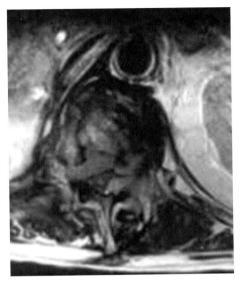

图1D，ESCC 3（病例13，图13-2 F）

附录四　骨肿瘤Enneking分期

	分期	分级	部位	转移	特征与性质
良性	S1	G0	T0	M0	潜伏性
	S2	G0	T0	M0	活跃性
	S3	G0	T1～2	M0～1	侵袭性
恶性	ⅠA	G1	T1	M0	低恶，间室内，无转移
	ⅠB	G1	T2	M0	低恶，间室外，无转移
	ⅡA	G2	T1	M0	高恶，间室内，无转移
	ⅡB	G2	T2	M0	高恶，间室外，无转移
	Ⅲ	G1～2	T1～2	M1	有转移

附录五 脊柱转移瘤的生存期评估

常用脊柱转移瘤的生存期评估方法有两种，分别由 Tomita 团队（表 1）与 Tokuhashi 团队（表 2、表 3）提出并改进。

1. 缓慢生长肿瘤：乳腺癌，甲状腺癌，前列腺癌，睾丸癌

2. 中速生长肿瘤：肾癌，子宫癌，卵巢癌，结直肠癌

3. 快速生长肿瘤：肺癌，胃癌，食管癌，鼻咽癌，肝癌，胰腺癌，膀胱癌，黑色素肉瘤（骨肉瘤，尤文肉瘤，平滑肌肉瘤），原发灶不明癌

表 1 改良 Tomita 脊柱转移瘤预后评分的治疗策略

预后因素				总分	预计生存期	治疗目标	术式
因素 评分	原发肿瘤	重要脏器转移	骨转移	2	2 年<	长期局部控制	整块切除
				3			
1	缓慢生长	无转移	单发	4	1~2 年	中期局部控制	减瘤术
				5			
2	中速生长	可控制	多发	6	6~12 月	短期姑息	姑息性减压术
				7			
4	快速生长	无法控制		8			保守治疗
				9			
				10	<3 个月	临终关怀	

表 2　Tokuhashi 脊柱转移瘤预后评分（修订版）

项目		评分
1 一般情况 Karnofsky 评分	差 (10% ~ 40%, poor)	0
	中等 (50% ~ 70%, moderate)	1
	优良 (80% ~ 100%, good)	2
2 脊柱外骨转移数量（骨扫描或 MRI）	≥ 3	0
	1 ~ 2	1
	0	2
3 椎体骨转移数量	≥ 3	0
	2	1
	1	2
4 重要脏器转移	不能切除	0
	可以切除	1
	无转移	2
5 原发癌	肺、胃、骨肉瘤、膀胱、食管、胰腺	0
	肝、胆囊、来源不明	1
	其他（结肠、卵巢、尿道、黑色素瘤、生殖系统肿瘤、脂肪肉瘤、平滑肌肉瘤）	2
	肾、输尿管	3
	直肠	4
	类癌、甲状腺、乳腺、前列腺	5
6 脊髓瘫痪（Frankel 分级）	完全性（A 或 B）	0
	不完全性（C 或 D）	1
	无（E）	2

表 3　改良 Tokuhashi 脊柱转移瘤预后评分的治疗策略

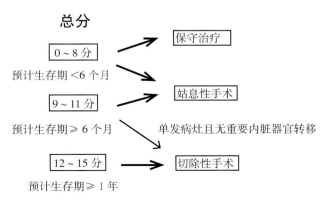

附录六 生活质量评估

常用生活质量的评估方法为 Karnofsky 评分（表 1）、ECOG 评分（表 2）与 EQ-5D 健康问卷（表 3、图 1）。

表 1 Karnofsky 评分

评分	指标
100	一切正常，无不适或病征
90	能进行正常活动，有轻微病征
80	勉强可以进行正常活动，有一些症状或体征
70	生活能自理，但不能维持正常活动或工作
60	偶需帮助，但大部分生活能自理
50	生活须依靠较多他人的帮助，需医疗护理
40	失去活动能力，需要特别照顾和帮助
30	严重失去活动能力，需住院，但暂无死亡威胁
20	病重，必须住院及进行支持治疗
10	垂危
0	死亡

表 2 ECOG 评分

评分	指标
0	活动自如，日常生活同起病前相比无任何受限
1	重体力活动受限，但行走、轻体力活动无受限
2	可行走，生活可自理；但不能从事任何工作（卧床时间小于清醒时间的 50%）
3	不能行走，生活部分自理（卧床时间大于清醒时间的 50%）
4	生活不能自理（完全卧床）

表 3　EQ-5D 健康问卷

请在下列各组选项中，指出哪一项最能反映您今天的健康状况，并在空格内打勾（✓）

行动

我可以四处走动，没有任何困难

我行动有些不方便　☐

我不能下床活动　☐

自己照顾自己　☐

我能自己照顾自己，没有任何困难　☐

我在洗脸、刷牙、洗澡或穿衣方面有些困难　☐

我无法自己洗脸、刷牙、洗澡或穿衣　☐

日常活动（如工作、学习、家务事、家庭或休闲活动）

我能进行日常活动，没有任何困难　☐

我在进行日常活动方面有些困难　☐

我无法进行日常活动　☐

疼痛 / 不舒服

我没有任何疼痛或不舒服　☐

我觉得中度疼痛或不舒服　☐

我觉得极度疼痛或不舒服　☐

焦虑（如紧张、担心、不安等）/ 抑郁（如做事情缺乏兴趣、没乐趣、提不起精神等）

我不觉得焦虑或抑郁　☐

我觉得中度焦虑或抑郁　☐

我觉得极度焦虑或抑郁　☐

图1 健康问卷

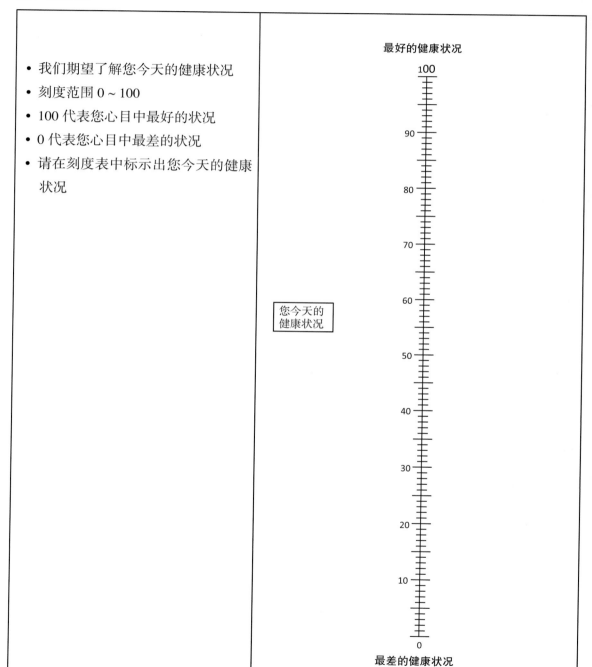

- 我们期望了解您今天的健康状况
- 刻度范围 0 ~ 100
- 100 代表您心目中最好的状况
- 0 代表您心目中最差的状况
- 请在刻度表中标示出您今天的健康状况

最好的健康状况

100

90

80

70

60

您今天的健康状况

50

40

30

20

10

0

最差的健康状况

附录七　推荐的随访时间与项目

病理类型	高度恶性（原发或转移）	低度恶性或交界性肿瘤	良性或瘤样病变
举例说明	骨肉瘤、软骨肉瘤、尤文肉瘤、肝癌、肺癌	脊索瘤、骨巨细胞瘤、骨母细胞瘤、结肠癌、甲状腺癌、乳腺癌	骨样骨瘤、骨软骨瘤、纤维异常增殖症、嗜酸细胞肉芽肿
随访频率	前两年每3个月复查一次，第二年每4个月复查，第3~5年每6个月复查，之后每年复查	第一年每3个月复查一次，第二年每4个月复查，第2~4年每6个月复查，之后每年复查	第3、6、12个月复查，之后每年复查
随访项目	脊柱X线片与胸片、CT、MRI、骨扫描、腹部超声	脊柱X线片与胸片、CT、MRI、骨扫描	脊柱X线片与CT或MRI

附录八　脊柱肿瘤手术技术分类

手术策略	姑息减压术	肿瘤刮除术	全脊椎切除术	
手术方法	分块切除		分块切除	整块切除
肿瘤学边界	经瘤切除		经瘤切除	广泛切除

（整理：李　彦　姜　亮）

参考文献

1. American Spinal Injury Association. Reference Manual for the International Standards for Neurological Classification of Spinal Cord Injury. Chicago: American Spinal Injury Association, 2003.

2. Fisher CG, Dipaola CP, Ryken TC, et al. A novel classification system for spinal instability in neoplastic disease. Spine, 2010, 35(22):1221-1229.

3. Laufer I, Rubin DG, Lis E, et al. The NOMS framework: approach to the treatment of spinal metastatic tumors. Oncologist, 2013, 18(6):744-751.

4. Kawahara N, Tomita K, Murakami H, et al. Total en bloc spondylectomy for spinal tumors: surgical techniques and related basic background. Orthop Clin North Am, 2009, 40(1):47-63.

5. Tokuhashi Y, Ajiro Y, Umezawa N, et al. Outcome of treatment for spinal metastases using scoring system for preoperative evaluation of prognosis. Spine, 2009, 34(1):69-73.

6. Enneking WF, Spainer SS, Goodman MA. A system for the surgical staging of musculoskeletal sarcomas. Clin Orthop, 1980, 153:106-120.

7. 李明晖, 罗南. 欧洲五维健康量表 (EQ-5D)中文版应用介绍. 中国药物经济学, 2009(1):49-57.